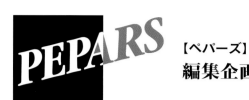

【ペパーズ】
編集企画にあたって…

　四肢切断と聞くと，やむを得ない理由で再建断念した後の選択という感が強くあります．特に形成外科を志す立場からは敗北と受け取られがちです．しかしながら，四肢切断が，新たな不幸を引き起こさないための最良の選択肢であり得ることも事実です．今回は視点を変えて，切断術をよりよい未来につなげる手段として見直し，切断という枠内での最良の方法は何かを問い直す企画を試みました．切断術に積極的な意味を持たせるため，題名を名付けて「戦略としての四肢切断術」といたしました．題名を下肢切断に限定しなかったのは，必要であれば上肢についても自由に書いてもらおうと思ったからです．形成外科医が足救済を頼まれ，ことならずして切断のやむなきにいたることは多々あると思います．そんな時，この企画が元気を生むよすがとなれば幸いです．

　なお，今回，執筆者の先生方に多くの整形外科あるいはリハビリテーションに関わる医師の参加をお願いしました．おかげで，多角的視野からご意見をいただけることになりました．それに関して JCHO 湯河原病院(旧 湯河原厚生年金病院)の高取吉雄院長に貴重なアドバイスをいただきました．深く感謝申し上げます．

2018 年 8 月

上田和毅

KEY WORDS INDEX

和文

― か 行 ―
外傷　53
下肢切断　64
下肢切断術　37
加速度センサー　13
下腿切断術　37
感染　53
義手　1
義足　1
義足歩行　13
救肢　37
虚血　53
筋電図　13
高機能義足　19
神戸分類　27
高齢切断者　19
股関節離断術　53

― さ 行 ―
四肢断端形成　60
重症下肢虚血　27, 37
重症虚血肢　44
腫瘍　53
褥瘡　64
切断　53
切断術　1
総大腿皮弁　64

― た 行 ―
大腿切断術　44
断端　1
デブリードマン　64
糖尿病性足潰瘍　27
糖尿病性足病変　37

― は 行 ―
皮弁　53

評価　19
歩行維持　27
歩行動作解析　13
骨抜き皮弁　64

― ま 行 ―
マイクロサージャリー　60
末梢動脈性疾患　27, 44

― や 行 ―
遊離皮弁移植　60
床反力　13

― ら 行 ―
リハビリテーション　1, 19
ロボットテクノロジー　19

欧文

― A・C ―
above the knee amputation　44
accerometry　13
amputation　1, 53
critical limb ischemia；CLI　27, 37, 44

― D・E ―
debridement　64
diabetic foot　37
diabetic foot ulcer　27
electromyography　13
endovascular treatment；EVT　44
evaluation　19

― F・G ―
fillet flap　64
flap　53
free flap transfer　60

gait motion analysis　13
gait of amputees　13
geriatric amputee　19
ground reaction force　13

― H～K ―
high-functional prosthesis　19
hip disarticulation　53
infection　53
ischemia　53
Kobe classification　27

― L・M ―
leg amputation　37
limb salvage　37
lower leg amputation　37
lower limb amputation　64
lower limb prosthesis　1
maintenance of walking　27
microsurgery　60

― P・R ―
peripheral arterial disease；PAD　27, 44
pressure sore　64
rehabilitation　1, 19
robot technology　19

― S～U ―
stump　1
stump plasty of the extremities　60
total thigh flap　64
trauma　53
tumor　53
upper limb prosthesis　1

WRITERS FILE

ライターズファイル（五十音順）

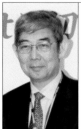

赤居　正美
（あかい　まさみ）
医学博士
1974年　東京大学卒業
埼玉医科大学講師，帝京大学助教授，筑波技術短期大学教授を経て，東京大学病院リハビリテーション部副部長，国立障害者リハビリテーションセンター病院長を歴任．第48回日本リハビリテーション医学会会長など幾つかの大会長を務め，現在，Asia-Oceanian Society of Physical and Rehabilitation Medicine (AOSPRM：アジア・オセアニア地区リハビリテーション医学会) President
2014年　国際医療福祉大学大学院，教授
2015年　同，副大学院長

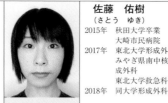

佐藤　佑樹
（さとう　ゆうき）
2015年　秋田大学卒業
　　　　大崎市民病院
2017年　東北大学形成外科入局
　　　　みやぎ県南中核病院形成外科
　　　　東北大学救急科
2018年　同大学形成外科

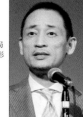

寺師　浩人
（てらし　ひろと）
1986年　大分医科大学（現大分大学）卒業
　　　　同大学医学部皮膚科（形成外科診療班），研修医
1987年　兵庫県立こども病院形成外科，研修医
1988年　大分医科大学（現大分大学）皮膚科形成外科診療班，医員
1989年　同大学，助手
1997〜99年　米国ミシガン大学形成外科，Visiting research investigator
2001年　大分医科大学（現大分大学）皮膚科形成外科診療班，講師
同年　　神戸大学形成外科，助教授
2007年　同，准教授
2012年　同，教授

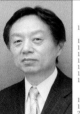

上田　和毅
（うえだ　かずき）
1977年　東京医科歯科大学卒業
　　　　同大学第2外科，研修医
1978年　都立墨東病院外科
1980年　東京大学形成外科
1982年　静岡県立こども病院形成外科
1983年　東京大学形成外科，文部技官
1987年　公立大塚病院形成外科，医長
1990年　東京大学形成外科，講師
1992年　文部省在外研究（4〜6月，米国Norfolk，Eastern Virginia Medical School）
1994年　自治医科大学形成外科，助教授
1998年　福島県立医科大学形成外科，教授
2017年　寿泉堂綜合病院形成外科，主任部長

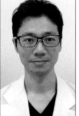

田中　洋平
（たなか　ようへい）
2004年　三重大学卒業
2004年　東京都立広尾病院，臨床研修医
2006年　東京大学医学部附属病院整形外科
2007年　NTT東日本関東病院整形外科
2008年　東京都立北療育医療センター整形外科
2009年　総合病院国保旭中央病院整形外科
2011年　茨城県立中央病院整形外科
2012年　東京都立北療育医療センター整形外科
2014年　JR東京総合病院リハビリテーション科，医長

宮﨑　春野
（みやざき　はるの）
2010年　福島県立医科大学卒業
2012年　埼玉医科大学形成外科・美容外科入局
2015年　福島県立医科大学附属病院
2016年　埼玉医科大学形成外科・美容外科，助教

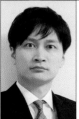

北村　成紀
（きたむら　しげき）
2013年　福島県立医科大学卒業
2015年　福島県立医科大学形成外科学講座，医員
2016年　静岡県立こども病院形成外科，医員
2017年　寿泉堂綜合病院形成外科，医員
2018年　福島県立医科大学形成外科学講座，医員
2018年10月　同，助手

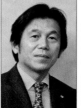

陳　隆明
（ちん　たかあき）
1986年　徳島大学卒業
　　　　自治医科大学
　　　　神戸大学整形外科講座入局
1987〜91年　同大学大学院博士課程修了
　　　　同大学院医学博士
1990〜92年　マックギル大学（カナダ）留学，客員研究員
1992年　兵庫県立総合リハビリテーションセンター整形外科，医長兼リハビリテーション科，医長
2006年　神戸大学大学院，客員准教授
2007年　同ロボットリハビリテーションセンター，部長
2014年　兵庫県立福祉のまちづくり研究所，所長
2017年　兵庫県立総合リハビリテーションセンター，所長

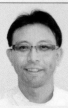

渡邉　英明
（わたなべ　ひであき）
1993年　自治医科大学卒業
　　　　国立仙台病院前期研修
1995年　公立佐沼総合病院外科
1997年　自治医科大学整形外科後期研修
1999年　浦谷町町民医療福祉センター整形外科
2004年　神奈川県立こども医療センター整形外科，研修医
2005年　自治医科大学整形外科およびとちぎ子ども医療センター小児整形外科病院，助教
2009年　自治医科大学整形外科およびとちぎ子ども医療センター小児整形外科，助教
2011年　自治医科大学とちぎ子ども医療センター小児整形外科，講師
2016年　自治医科大学とちぎ子ども医療センター小児整形外科，准教授

CONTENTS

戦略としての四肢切断術

編集／寿泉堂綜合病院主任部長　上田和毅

義足・義手のリハビリテーションから見た切断術 ……………………………田中洋平ほか　**1**
　　義肢（義足や義手）を機能的にも外観上も良好に装着するためには，断端の長さや表面の状態など，義肢の装着を考慮に入れた切断術が行われることが理想である．

歩行運動解析から見た切断 …………………………………………………………赤居正美　**13**
　　義足歩行の運動解析は光学式などの動作解析装置を用いて，種々のパラメータを求めるが，基本的な歩行パターンは頑健であり，健常歩行との間にそう大きな差異が見られない．新たな試みが必要である．

義足の可能性 ……………………………………………………………………………陳　隆明　**19**
　　テクノロジーの進化によって，義足により切断者が得る可能性を広めたと言えよう．しかし，高度なテクノロジーを駆使した高機能義足に過剰な期待を抱くことは危険である．高機能義足を有効に活用するためには，それを運用する側の臨床スタッフ（医師，PT，義肢装具士）の適切な知識と経験が必須である．

足部切断術 ………………………………………………………………………………寺師浩人ほか　**27**
　　創部に至る動脈血の流れと取り除くべき感染巣の把握が，戦略としての足部切断術に必要である．それが最大の目標である患者の歩行維持に繋がる．さらに進行する足趾の変形を念頭に置き診療に臨むべきである．

下腿部切断術 ……………………………………………………………………………宮﨑春野ほか　**37**
　　糖尿病性足病変や重症下肢虚血を対象とした下腿切断術の適応の考え方，切断レベル決定の仕方，実際の手術手技のポイント，合併症の予防や発生時の対応について解説する．

◆編集顧問／栗原邦弘　中島龍夫
　　　　　　百束比古　光嶋　勲
◆編集主幹／上田晃一　大慈弥裕之

【ペパーズ】
PEPARS No.141/2018.9◆目次

CLI における大腿切断術……………………………………………………北村成紀ほか　**44**
　　重症虚血肢の患者における大腿切断術では，他科，他職種の連携が必要になることが多い．他科との連携や周術期の管理，実際の手術の工夫を述べる．

股関節離断術………………………………………………………………………渡邉英明　**53**
　　股関節離断術は，後内側の皮弁を多めに残すこと，また閉鎖動静脈を外閉鎖筋より近位まで剝離して，結紮後切離しないことが重要である．

断端形成術におけるマイクロサージャリーの経験………………………………上田和毅　**60**
　　マイクロサージャリーの技術は，四肢断端形成術において義手・義足装着のためのよりよい断端部の形状を形成するためには有用であり得る．

骨盤周囲の巨大褥瘡に対する total thigh flap の適応とその実際…………佐藤佑樹　**64**
　　骨盤周囲の巨大褥瘡を一期的に閉創するため，total thigh flap はよい適応である．Total thigh flap の適応とその実際の手術手技について，当科で経験した症例を元に記載する．

ライターズファイル……………………………………前付 3
Key words index……………………………………前付 2
PEPARS　バックナンバー一覧……………………73
PEPARS　次号予告…………………………………74

「PEPARS®」とは Perspective Essential Plastic Aesthetic Reconstructive Surgery の頭文字より構成される造語.

きず・きずあとを扱うすべての外科系医師に送る！

ケロイド・肥厚性瘢痕 診断・治療指針 2018

編集／瘢痕・ケロイド治療研究会

2018年7月発行　B5判　オールカラー　102頁　定価（本体価格3,800円＋税）

**難渋するケロイド・肥厚性瘢痕治療の道しるべ
瘢痕・ケロイド治療研究会の総力を挙げてまとめました！**

目　次

I　診断アルゴリズム
1. ケロイド・肥厚性瘢痕の診断アルゴリズム
2. ケロイド・肥厚性瘢痕と外観が類似している良性腫瘍の鑑別診断
3. ケロイド・肥厚性瘢痕と外観が類似している悪性腫瘍の鑑別診断
4. ケロイド・肥厚性瘢痕の臨床診断
5. ケロイド・肥厚性瘢痕の病理診断
6. ケロイド・肥厚性瘢痕の画像診断

JSW Scar Scale(JSS)2015

II　治療アルゴリズム
1. 一般施設での加療
2. 専門施設での加療

III　治療法各論
1. 副腎皮質ホルモン剤（テープ）
2. 副腎皮質ホルモン剤（注射）
3. その他外用剤
4. 内服薬（トラニラスト，柴苓湯）
5. 安静・固定療法（テープ，ジェルシート）
6. 圧迫療法（包帯，サポーター，ガーメントなど）
7. 手術（単純縫合）
8. 手術（くり抜き法，部分切除術）
9. 手術（Z形成術）
10. 手術（植皮，皮弁）
11. 術後放射線治療
12. 放射線単独治療
13. レーザー治療
14. メイクアップ治療
15. 精神的ケア
16. その他
    凍結療法／5-FU療法／ボツリヌス毒素療法／脂肪注入療法

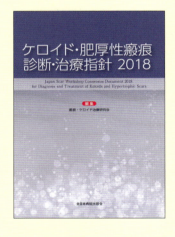

IV　部位別治療指針
1. 耳介軟骨部
2. 耳介耳垂部
3. 下顎部
4. 前胸部（正中切開）
5. 前胸部（その他）
6. 上腕部
7. 肩甲部
8. 関節部（手・肘・膝・足）
9. 腹部（正中切開）
10. 腹部（その他）
11. 恥骨上部
12. その他

（株）全日本病院出版会

〒113-0033　東京都文京区本郷3-16-4
TEL：03-5689-5989　FAX：03-5689-8030
http://www.zenniti.com

◆特集/戦略としての四肢切断術

義足・義手のリハビリテーションから見た切断術

田中洋平[*1] 田中清和[*2]

Key Words：義足（lower limb prosthesis），義手（upper limb prosthesis），切断術（amputation），断端（stump），リハビリテーション（rehabilitation）

Abstract 切断術後に義肢（義足や義手）を装着することを考えると，断端の長さは短すぎず，長すぎない方がよい．通常，義肢はソケットと呼ばれるパーツに断端をはめることで装着する．断端が短すぎるとソケットと接する断端の表面積が小さくなってしまうため，義肢の懸垂性が悪くなる．また，レバーアームが短くなることで義肢の操作性が悪くなる．逆に，断端が長すぎるとソケット以遠に使用する義肢パーツの選択肢が限られてしまい，機能的にも外観上も不利となる．さらに断端とソケットの良好な適合を得るために，断端の表面は平滑で，骨の突出がなく，皮膚は脆弱でない方がよい．断端の近位関節が拘縮している場合や，断端に余剰な軟部組織が残存した場合も義肢を装着する上では不利となる．近年では義肢パーツの進歩も著しい．リハビリテーションの視点からは義肢を装着することを考慮に入れた切断術が行われることを望む．

はじめに

切断者数や切断の原因は上肢と下肢で大きく異なる．Ziegler-Graham らによる米国での 2005 年の推計[1]によれば，全切断者 157 万人のうち下肢大切断（足関節より近位での切断）者は 62 万人で，原因は血管原性（糖尿病によるものを含む）（81％）が最も多く，続いて外傷（17％），悪性腫瘍（2％）であった．上肢大切断（手関節より近位での切断）者は 4 万人と全切断者に占める割合は低く，原因はほとんどが外傷（83％）で，それ以外では血管原性（12％），悪性腫瘍（5％）であった．

義足や義手を身につけるためには断端にソケットを装着する必要がある．断端とソケットとの良好な適合を得るためには断端の表面積が大きい方がよく，表面は平滑で，骨の突出が少ない方がよい．ただし，断端の表面積を重視することで切断レベルが遠位になり過ぎたり，余剰な軟部組織が残存したりすると，義足や義手を装着する上では不都合が生じる場合もある．本稿では義足や義手の処方に関わるリハビリテーション医の立場から四肢の切断術について述べる．

下肢切断

1．切断か救肢か

原因が外傷性か血管原性かによらず，まずは救肢を目指すことに異論はない．しかし，患肢温存が不能な症例や，温存できたとしても機能が十分でない症例，疼痛などで著しく生活が制限されている症例については切断術を検討する．切断術後の予後が不良かというと決してそうとは言い切れない．重症外傷後の傷痍軍人を対象にした下肢切断群と下肢救肢群との比較では，歩行能力などの

[*1] Yohei TANAKA, 〒151-8528 東京都渋谷区代々木 2-1-3 JR 東京総合病院リハビリテーション科, 医長
[*2] Kiyokazu TANAKA, 同, 部長

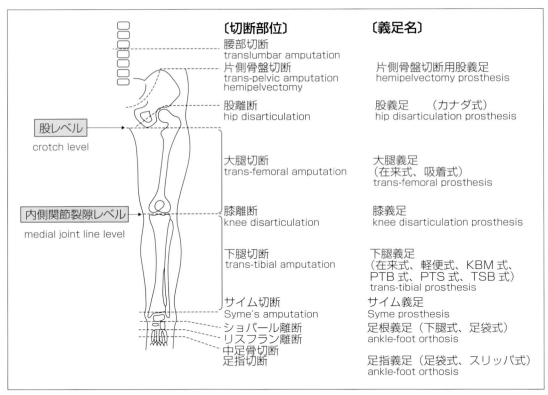

図 1. 下肢切断部位と義足（文献 4 より改変引用）

機能は下肢切断群の方がよく，精神状態はどちらの群も差がなかった[2)3)]．

2．切断部位と義足

下肢切断の切断部位と対応する義足を図 1 に，義足の基本的な構成を図 2 に示す．

3．義足の成功率と切断部位

義足リハビリテーションの成功（歩行獲得のこと）率は，海外の報告では下腿切断で 54～73％，大腿切断で 22～50％であった[5)～7)]．近年における切断原因の多くを占める血管原性切断に限定すると，下腿切断で 34～40％，大腿切断で 9～20％とさらに低くなる[8)9)]．

下腿切断と大腿切断ではリハビリテーションの成功率が異なる理由の 1 つに，膝関節が残存しているかどうかがある．特に血管原性切断に至るような高齢，低活動者が遊動式の膝継手を操るのは容易ではない．また，下腿切断に比べて大腿切断の義足歩行は，エネルギー消費が激しいことが知られており[10)]，エネルギー消費の観点からも大腿切断は義足リハビリテーションの難易度が高い．したがって，断端の創部が良好に治癒する切断部位である必要はあるが，切断後の機能を見据えて切断部位を決めるならば，できるだけ下腿切断を選択した方がよい．

4．義足の装着に適した断端長

義足を装着することを考えると，短い断端はできるだけ避けた方がよい．ソケットと接する断端の表面積が小さくなってしまうため義足の懸垂性が悪くなること，レバーアームが短くなることで義足の操作性が悪くなることが理由である．大腿切断の場合，短断端は股関節の屈曲外転拘縮を生じやすく，股関節の伸展制限をきたすため実用的な歩行を目指す上では不利となる．下腿切断の場合どの程度短い断端まで許容できるかというと，脛骨粗面（膝蓋腱の付着部）を温存できる長さである．膝蓋腱の付着部が切除されたために膝関節を自動伸展できなければ，膝関節以遠に断端が残ったとしても，義足を装着する上で利点はない．

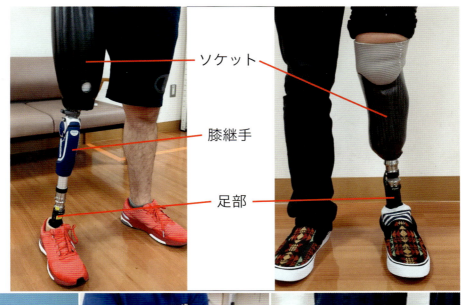

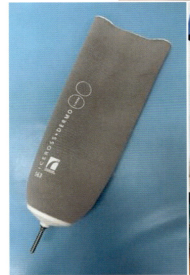
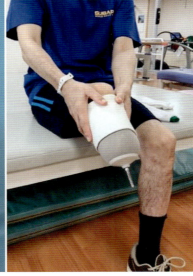
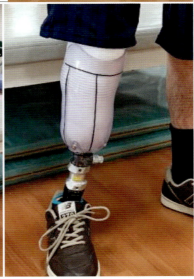

図 2. 義足の基本的な構成
a：義足の基本的な構成．大腿義足と下腿義足
b：キャッチピンを付けたシリコーンライナー
c：シリコーンライナーを装着しているところ
d：下腿義足を装着したところ

　一般的には短い断端より長い断端の方が義足のコントロールに有利と考えてよいが，長すぎる断端（断端末端部の軟部組織も含めて）は，義足を装着する上では不利になるので注意が必要である．大腿義足，下腿義足とも，ソケット直下にライナーロックアダプタなどいくつかのパーツを設置するためのスペースが必要であり，さらにその遠位に，大腿義足では膝継手を，下腿義足では足部を設置する（図 2-a）．断端が長すぎると，大腿義足の膝継手や下腿義足の足部など，重要なパーツの選択肢が減ってしまう．長い断端の大腿義足では膝継手の位置が健側と比較して遠位になり，大腿部が長くなる．この場合，下肢長を揃えるためには下腿部を短くせざるを得ない（図 3）．このような義

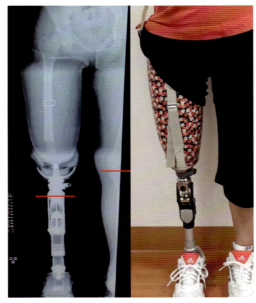

図 3. 長い断端の大腿切断症例
下肢立位全長 X 線写真と外観の写真．横線は膝継手の位置と膝関節の位置を示している．本症例の大腿義足は下肢長を揃えるために義足の下腿長を短くしている．

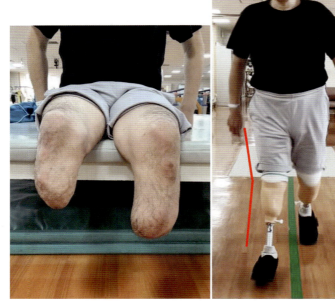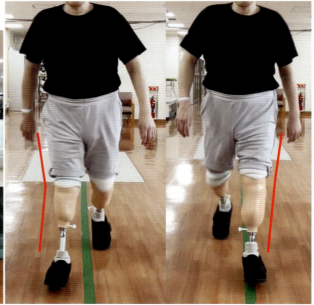

図 4. 長さの違う断端を持つ両下腿切断症例　　　　　　　　　　　　　　　　　　a｜b
　a：切断前の身長は 173 cm であった．断端の脛骨長は右 11.7 cm（脛骨の 31%），左 16.7 cm（脛骨の 44%）であった．
　b：立脚初期の安定性は脛骨の 44% が残存している左下肢の方がよかった．脛骨の 31% が残存している右下肢は立脚初期に膝関節の動揺が見られた．

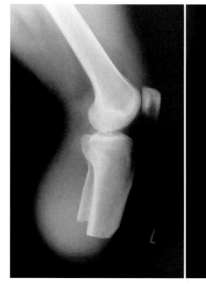
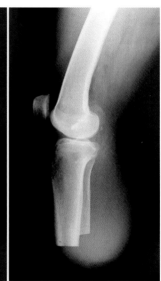

図 5.
下腿切断の X 線写真（側面像）
　a：脛骨端前面は十分に面取りされている．
　b：脛骨端前面の面取りが不足している．

足は歩行時に膝の位置が異なることや，椅子に座った時に膝の位置が不揃いになることで，見栄えが悪くなる．

下腿切断では約 15 cm の断端長が理想的とされている[11]が，実際には身長により適切な断端長は異なる．図 4 は長さの違う断端を持つ両下腿切断症例である．実際の歩容を見てみると，長い断端である左下腿義足の方が，立脚期が安定していた．レバーアームが長いことやソケットと断端の接触面積が広いことが有利に働いていると考える．

義足を装着するのに適した断端は，下腿切断，大腿切断とも短すぎず，長すぎない長さがよい．具体的には下腿切断なら脛骨近位 1/3～1/2 の間で，大腿切断なら坐骨レベルから大腿骨最遠位の間において，遠位 1/2～2/3 の間で切断するのが適当と考える．

5．下腿切断とサイム切断，足部切断

できるだけ断端を長く残すという原則はあるものの，サイム切断や足部切断は義足を装着する上では選択しない方がよい場合も多く，注意が必要である．

A．下腿切断

後方皮弁，Skew flap，Sagittal flap，Medial flap，Fish mouth flap といくつかの皮弁がある．血流に優れている後方皮弁が最も一般的であるが，いずれの皮弁も創治癒，再切断，死亡率の点からは有意な差はない[12]．骨の処理では一般的に腓骨を脛骨の骨切りラインより 1～2 cm 近位で切離する[13]．脛骨先端の前面は皮下組織が乏しいため，義足を装着した際のトラブルを減らすためには十分な面取り（図 5-a）とヤスリがけを行うことが重要である．

B．サイム切断

サイム切断が有利な点は，断端で荷重ができる点である．屋内であれば義足を装着せずに歩行できる．不利な点は脚長差が生じること，残存した脂肪組織により断端の末端が膨隆するため義足の装着やソケットの適合が困難となり，さらに義足の外観も損なわれること，足部パーツの選択肢が減ってしまうことなどである．成人サイム切断は皮膚障害 18％，潰瘍 23％，疼痛 25％，再切断 20％ と合併症も多い[14]．サイム切断は外傷や小児で行われることがあるものの，血管原性切断の場合は避けた方がよい．

C．足部切断（リスフラン離断，ショパール離断）

断端に荷重をかけられるメリットはあるものの，断端に傷を作りやすく，歩行に適しているとは言い難い．機能的な義足パーツを使用できない点も，屋外を歩行する上では不利となる．尖足変形，内反尖足変形のリスクもある．創治癒を優先すべき血管原性切断の場合は避けた方がよい．

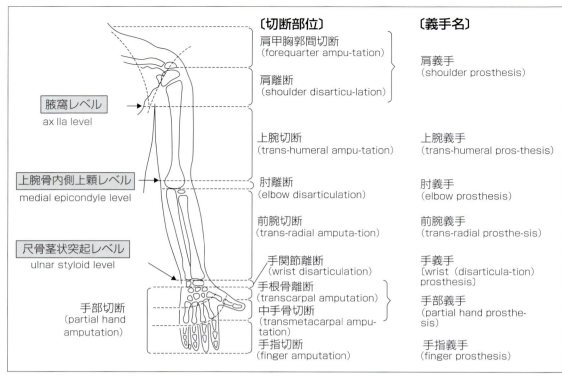

図 6. 上肢切断部位と義手（文献 15 より引用）

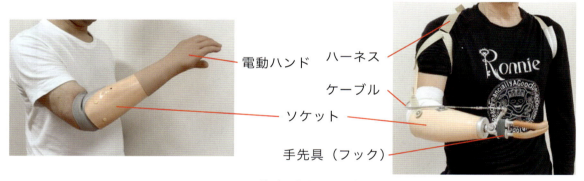

図 7. 義手の基本的な構成

上肢切断

1. 切断部位と義手

上肢切断の切断部位と対応する義手を図 6 に，義手の基本的な構成を図 7 に示す．

2. 義手の装着に適した断端長

上肢切断の場合も基本的な考え方は下肢切断と同様である．短すぎる断端はソケットとの良好な適合を得るのが難しくなるため，義手の装着において不利である．上腕切断でも肩関節離断に分類されるような極短断端（図 8）は，上腕義手ではなく，肩義手の適応となるため装着者の負担は増す．

断端は長く残すことを原則とするが，長すぎる断端は義足の場合と同様，パーツの選択肢を狭めるため，義手を装着する上では不利となる．例えば手関節離断（図 9-a）では能動義手や筋電義手を作製する際に義手が長くなりすぎないようにするために，手継手や電動ハンドといった義手パーツの選択肢が限定されてしまう．上腕切断では断端が長すぎると，義手の肘継手を遠位に位置せざるを得ず，健側の肘関節の位置とのバランスが悪くなる（図 9-b）．上腕部が長く，前腕部が短くなるため，

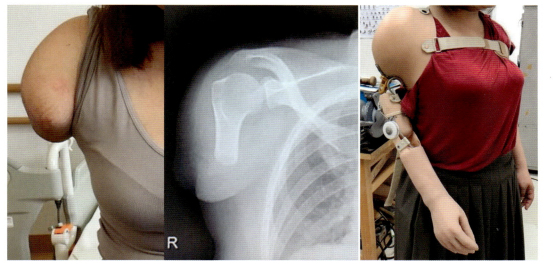

a|b　　　　　　図 8．上腕切断の極短断端（肩関節離断に分類される．）
　　a：上腕切断の極短断端．外傷による．
　　b：肩能動義手を装着したところ．手先具はハンド．義手は肩義手が適応となる．

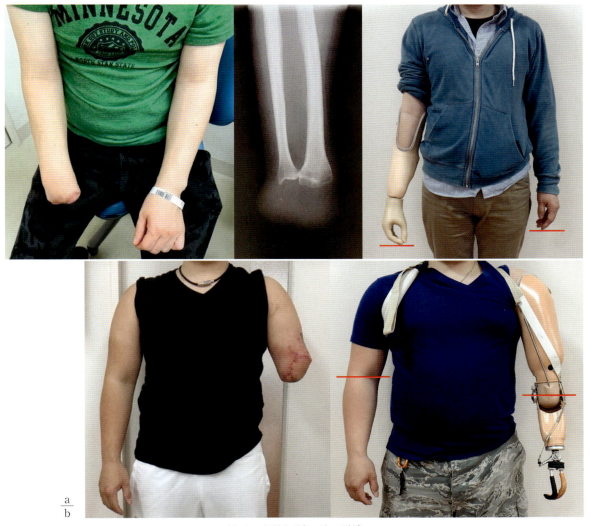

a/b

図 9．上肢切断の長い断端
　a：手関節離断．断端末に軟部組織の遺残あり．手関節離断は義手長が長くなりやすい．
　b：上腕切断．断端長 28 cm（健側の 93％）．上肢長を揃えるために前腕部を短くしている．

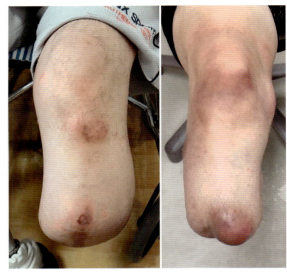

図 10. 脛骨端周囲の表皮剝離や発赤
　a：脛骨端周囲に生じた表皮剝離
　b：脛骨端周囲に生じた発赤

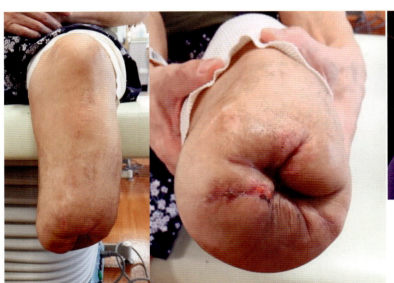
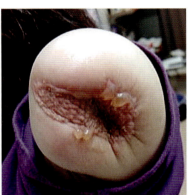

図 11. 表面が不整な断端
　a：下腿切断．断端の末端が陥凹している．小さな水疱ができている．
　b：上腕切断．肩関節を外転したところ．断端の末端は植皮後であり，陥凹している．水疱ができている．

特に肘継手を屈曲した時に外観の悪さが目立つ．

能動義手，筋電義手，装飾義手いずれの義手を装着する場合でも，前腕切断では前腕骨（橈骨と尺骨）の遠位 1/2～2/3 の間で，上腕切断では上腕骨の遠位 1/2～2/3 の間で切断するのが適当と考える．

義足や義手の装着に不利な断端

その他の義足や義手を装着する際に不利となる断端を以下に挙げる．

1．骨の処理が不十分な断端

下腿切断における骨切り時の面取りが不十分な断端（図 5-b）は，脛骨端周囲に水疱や表皮剝離，発赤を生じやすい（図 10）．義肢装具士による断端とソケットとの適合技術により，ある程度はカバーできるものの，難渋する場合がある．

2．表面が不整な断端（図 11）

義肢を装着していると，断端の末端に水疱を生

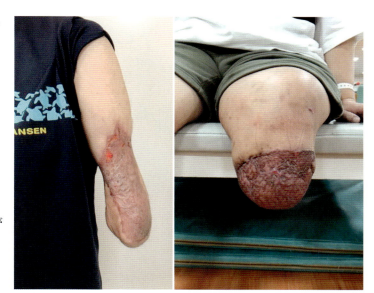

図 12.
脆弱な皮膚の断端
いずれも植皮後．植皮した部位に水疱が破綻した痕がある．
　a：前腕切断
　b：下腿切断

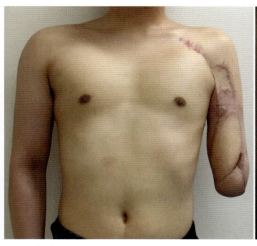
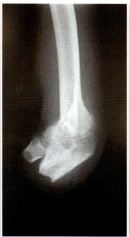
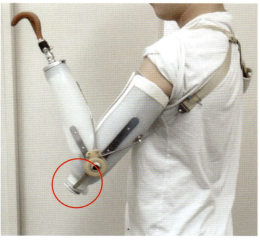

a｜b｜c　　　　　図 13．肘関節固定術後の前腕切断症例
　a：前腕切断．断端長 6 cm（健側の 23％）
　b：肘関節は屈曲 25°で関節固定されていた．
　c：能動義手を装着したところ．前腕切断であるが肘関節が関節固定されていたため，上腕
　　義手にせざるを得なかった．肘を曲げると余剰な断端が肘継手以遠で突出してしまう．

じることがある．例えば最も一般的な懸垂方法であるキャッチピン懸垂（図 2-b～d）で，断端とソケットとの適合が不良な場合や，断端とシリコーンライナーとの間に大きな空気の層ができている場合に，断端が吸引されて水疱が生じる[16]．特に末端が陥凹した断端（図 11）では，断端とシリコーンライナーとの間に大きな空気の層ができやすく，水疱を生じるリスクが高い．

3．脆弱な皮膚の断端（図 12）

植皮後や創治癒が遷延した例などでは皮膚が脆弱なため，ソケットを装着した際に表皮剝離や水疱を生じやすい．時間の経過とともに皮膚の損傷は生じにくくなるが，初回の義足や義手（仮義足や仮義手）を作製する際，ソケットの装着に難渋する場合が多い．

4．拘縮した関節が残存した断端

残存した関節の拘縮が著しいと，関節としての機能を果たさないため，義肢を装着する上ではむしろ障害となる．例えば図 13 の症例では，前腕の極短断端が残存していたものの，肘関節が関節固

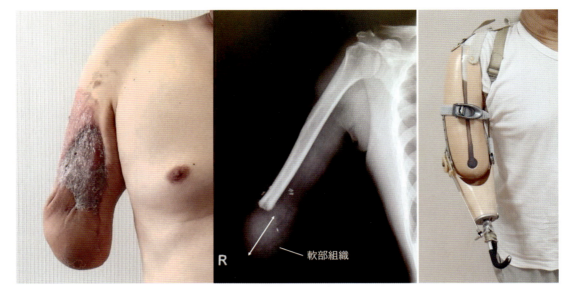

図 14. 余剰な軟部組織が残存した上腕切断症例　　　　　　　　　a｜b
a：上腕切断．余剰な軟部組織が残存している．
b：上腕能動義手．上腕部が長いため，肘継手は内外旋機能を持たない能動単軸肘ヒンジ
継手にせざるを得なかった．

定されていたため，前腕切断であるが義手は上腕義手にせざるを得ず，機能的にも，外観上も不利となった．義手の上腕部が長くなるため，肘継手は内外旋機能を持たない能動単軸肘ヒンジ継手にせざるを得なかった．

5．余剰な軟部組織が残存した断端

断端の末端に余剰な軟部組織が残存すると，断端の末端が膨隆した長い断端となってしまう．そのような先太りの長い断端は，ソケットの装着が困難になるだけでなく，断端が長くなってしまうことで選択できるパーツに制限が生じ，機能的にも，外観上も不利となる．図 14 の上腕切断症例は余剰な軟部組織の影響で断端長が健側の上腕長より長くなっていた．前述した肘関節が拘縮した症例と同様，肘継手は内外旋機能を持たない能動単軸肘ヒンジ継手にせざるを得なかった．

おわりに

四肢の切断に至るような状況では救命が優先されるため，治癒後の断端の状況まで考える余裕はないかもしれない．しかしながら，四肢切断術後の患者には義足や義手を装着した次の人生がある．昨今では義足や義手パーツの進歩も著しい．

リハビリテーションの視点からは義足や義手を装着することを考慮に入れた切断術が行われることを望む．

参考文献

1) Ziegler-Graham, K., et al.：Estimating the prevalence of limb loss in the united states：2005 to 2050. Arch Phys Med Rehabil. **89**：422-429, 2008.
　Summary　米国の Healthcare Cost and Utilization Project, Nationwide Inpatient Sample（HCUP-NIS）というデータベースにおける，1988 年から 1999 年までのデータを基に，2005 年から 2050 年のアメリカにおける切断者を推計した論文．
2) Doukas, W. C., et al.：The military extremity trauma amputation/limb salvage（METALS）study：outcomes of amputation versus limb salvage following major lower-extremity trauma. J Bone Joint Surg Am. **95**：138-145, 2013.
　Summary　米軍の傷痍軍人を対象にした研究．下肢切断群と下肢救肢群で比較すると，下肢切断群の方が機能がよく，PTSD が少なく，スポーツ活動への従事が多かった．うつや痛みといった項目には差がなかった．
3) Ladlow, P., et al.：Influence of immediate and delayed lower-limb amputation compared with

lower-limb salvage on functional and mental health outcomes post-rehabilitation in the U. K. military. J Bone Joint Surg Am. **98**：1996-2005, 2016.
　Summary　英国軍の傷痍軍人を対象にした研究．下腿レベルでの外傷で，受傷後すぐに下腿切断となった患者群と救肢をトライしてから下腿切断となった患者群の移動能力は同等であり，救肢された患者群よりもよかった．メンタルヘルスは切断群と救肢群で差はなかった．

4) 澤村誠志：義足．切断と義肢 第2版．197，医歯薬出版，2016．

5) Steinberg, F. U., et al.：Prosthetic rehabilitation of geriatric amputee patients：a follow-up study. Arch Phys Med Rehabil. **66**：742-745, 1985.
　Summary　実用的な義足歩行の獲得率は下腿切断で73%，大腿切断で50%であった．

6) Moore, T. J., et al.：Prosthetic usage following major lower extremity amputation. Clin Orthop Relat Res. **238**：219-224, 1989.
　Summary　実用的な義足歩行の獲得率は下腿切断で66%，大腿切断で46%であった．

7) Pohjolainen, T., et al.：Prosthetic use and functional and social outcome following major lower limb amputation. Prosthet Orthot Int. **14**：75-79, 1990.
　Summary　実用的な義足歩行の獲得率は下腿切断で54%，大腿切断で22%であった．

8) Peng, C. W., Tan, S. G.：Perioperative and rehabilitative outcomes after amputation for ischaemic leg gangrene. Ann Acad Med Singap. **29**：168-172, 2000.
　Summary　下肢虚血を原因にした切断の場合，義足歩行の獲得率は下腿切断で40%，大腿切断で20%であった．

9) Toursarkissian, B., et al.：Major lower-extremity amputation：contemporary experience in a single Veterans Affairs institution. Am Surg. **68**：606-610, 2002.
　Summary　血管原性切断の義足歩行の獲得率は下腿切断で34%，大腿切断で9%であった．

10) Waters, R. L., et al.：Energy cost of walking of amputees：the influence of level of amputation. J Bone Joint Surg Am. **58**：42-46, 1976.
　Summary　大腿切断は下腿切断やサイム切断と比較してエネルギー消費が大きい．

11) 陳　隆明：切断術．義肢装具のチェックポイント 第8版．日本整形外科学会，伊藤利之ほか編，73，医学書院，2014．

12) Tisi, P. V., Than, M. M.：Type of incision for below knee amputation. Cochrane Database Syst Rev. **8**：CD003749, 2014.

13) Kalapatapu, V.：Techniques for lower extremity amputation. Post TW, ed. UpToDate. Waltham, MA：UpToDate Inc. http://www.uptodate.com（Accessed on May 18, 2018.）

14) Braaksma, R., et al.：Syme amputation：a systematic review. Foot Ankle Int. **39**：284-291, 2018.

15) 澤村誠志：義足．切断と義肢 第2版．103，医歯薬出版，2016．

16) Ferraro, C.：Outcomes study of transtibial amputees using elevated vacuum suspension in comparison with pin suspension. J Prosthet Orthot. **23**：78-81, 2011.

好評増刷

カラーアトラス 爪の診療実践ガイド

●編集　安木　良博（昭和大学／東京都立大塚病院）
　　　　田村　敦志（伊勢崎市民病院）

目で見る本で臨床診断力がアップ！

爪の基本から日常の診療に役立つ処置のテクニック、写真記録の撮り方まで、皮膚科、整形外科、形成外科のエキスパートが豊富な図写真とともに詳述！
必読、必見の一書です！

2016年10月発売　オールカラー
定価（本体価格 7,200円＋税）　B5判　202頁

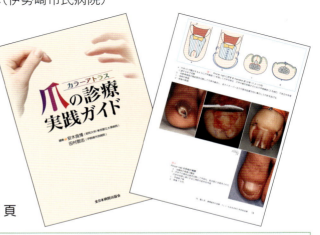

目　次

I章　押さえておきたい爪の基本
＜解　剖＞
1. 爪部の局所解剖

＜十爪十色―特徴を知る―＞
2. 小児の爪の正常と異常
　―成人と比較して診療上知っておくべき諸注意―
3. 中高年の爪に診られる変化
　―履物の影響、生活習慣に関与する変化、ひろく爪と靴の問題を含めて―
4. 手指と足趾の爪の機能的差異と対処の実際
5. 爪の変色と疾患
　―爪部母斑と爪部メラノーマとの鑑別も含めて―

＜必要な検査・撮るべき画像＞
6. 爪部疾患の画像検査
　―X線、CT、エコー、MRI、ダーモスコピー―
7. 爪疾患の写真記録について―解説と注意点―

II章　診療の実際―処置のコツとテクニック―
8. 爪疾患の外用療法
9. 爪真菌症の治療
10. 爪部外傷の対処および手術による再建
11. 爪の切り方を含めたネイル・ケアの実際
12. 腎透析と爪
13. 爪甲剥離症と爪甲層状分裂症などの後天性爪甲異常の病態と対応

＜陥入爪の治療方針に関する debate＞
14. 症例により外科的操作が必要と考える立場から
15. 陥入爪の保存的治療：いかなる場合も保存的治療法のみで、外科的処置は不適と考える立場から

16. 陥入爪、過彎曲爪の治療：フェノール法を含めた外科的治療
17. 爪部の手術療法
18. 爪囲のウイルス感染症
19. 爪囲、爪部の細菌感染症
20. 爪甲肥厚、爪甲鉤彎症の病態と対処

III章　診療に役立つ＋αの知識
21. 悪性腫瘍を含めて爪部腫瘍の対処の実際
　―どういう所見があれば、腫瘍性疾患を考慮するか―

コラム
A. 本邦と欧米諸国での生活習慣の差異が爪に及ぼす影響
B. 爪疾患はどの臨床科に受診すればよいか？
C. ニッパー型爪切りに関する話題

全日本病院出版会
〒113-0033　東京都文京区本郷3-16-4　Tel：03-5689-5989
http://www.zenniti.com　Fax：03-5689-8030

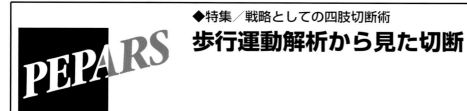

◆特集/戦略としての四肢切断術
歩行運動解析から見た切断

赤居 正美*

Key Words：義足歩行（gait of amputees），歩行動作解析（gait motion analysis），床反力（ground reaction force），加速度センサー（accerometry），筋電図（electromyography）

Abstract 切断者の歩行運動解析は，研究として多くの知見がそれなりに積み重なってきたが，切断症例において不可欠の検査・解析手法というわけではない．
　方法としては，床反力計，筋電計とも組み合わせて，歩行実験室で四肢・体幹に付けた輝度マーカーを追尾する手法が一般的であるが，小型の加速度センサーなどを用いる手法もある．床反力の鉛直・前後・左右3分力のパターン，角速度などの波形，および歩行周期・速度，作用点軌跡などを測定できる．さらに取得したデータを元に，解析ソフトウェアを使用して逆運動学解析，逆動力学解析を行うことで，重心位置や関節モーメントなどの計算が可能となる．
　しかし，基本的な歩行パターンは意外と頑健であり，歩行解析によって，義足歩行と健常歩行との間に，そう大きな差異は見られない．
　より精密な計測を目指したり，屋外歩行などのより自然の状況で観察したりする新たな試みがなされている．

はじめに

　義足による歩行能力は，義足の力学的な性能と，主に断端四肢の関節可動域と筋力に依存する生理学的な性状によって規定される．また，人工物によってなされる患側の義足歩行は，基本的に健側とは非対称な非生理的歩行とならざるを得ない[1]．

　切断者の歩行運動解析について論考を進めるにあたっては，イタリアで行われた Italian Society of Clinical Movement Analysis による National Consensus Conference の議論が参考になる[2]．

歩行動作解析についてまとめたもので，以下の3分野；
1）総論および人材育成などの管理面
2）手法および必要な機器類
3）科学的立証と臨床適応
における討議をもとに，13の臨床上の疑問を掲げ，それに対する現状での解答を与えている．
　以降，この会議での議論に沿って，上記の2），3）の分野を中心に順次説明を進めて行くこととする．

歩行解析システムの計測機器

　臨床歩行解析は健常・異常な運動の評価，対象疾患の病態評価に利用されるもので，個別の臨床課題（歩行障害）への回答である．定量的な測定を通じて，歩行障害に関与している要因を同定，治療方針に結び付け，さらに病状の進行の把握にも役立てることを目的としている[3]．

* Masami AKAI，〒107-8402　東京都港区赤坂 4-1-26　国際医療福祉大学大学院，教授／副大学院長

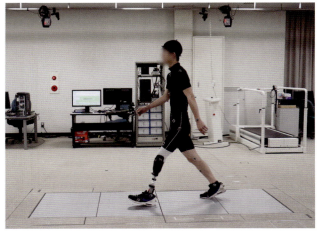

図 1.
歩行動作解析：光学式システム
下腿義足での計測風景．いくつもの反射マーカーが四肢・体幹に装着されていることに注意

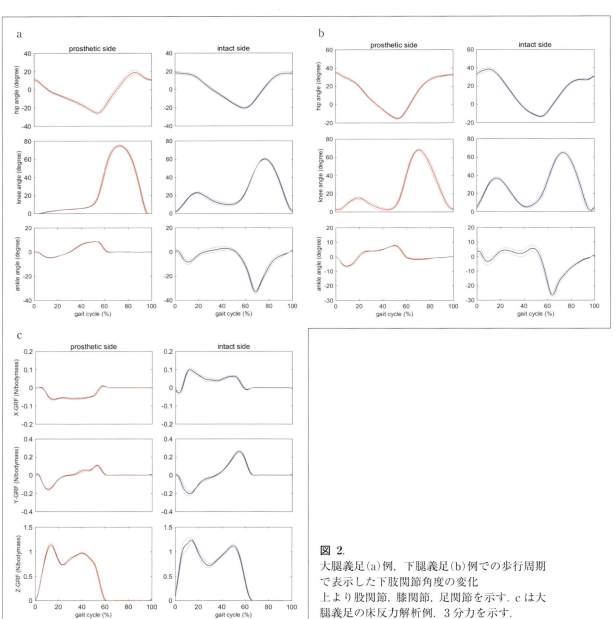

図 2.
大腿義足 (a) 例，下腿義足 (b) 例での歩行周期で表示した下肢関節角度の変化
上より股関節，膝関節，足関節を示す．c は大腿義足の床反力解析例．3 分力を示す．

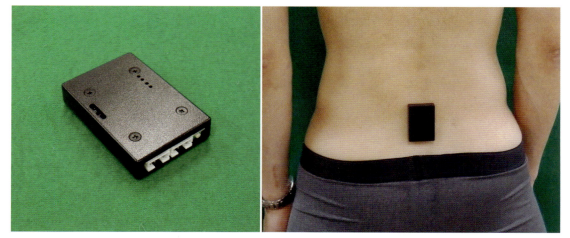

図 3. 各種小型センサー類
体幹に設置する加速度センサーを示す.

　計測そして分析手法の詳細は歩行解析の専門書[4]を参考にしてもらうが, 適応疾患は脳性麻痺, 脳血管障害, 外傷性脳損傷, 下肢切断などとなり[3], 切断者では下腿切断, 大腿切断での報告が多い[5)~7)].

　こうした姿勢や四肢運動の計測に際しては可能な限り侵襲や拘束を少なくし, 自然な状態でかつ精密に計測できることが望ましい. 多くは屋内の実験室に設置された複数の輝度マーカー追尾カメラ, 床反力計, 筋電図からなる計測システムを使用するが(図1), 小型の加速度センサーなどを用い, 大がかりな実験施設を必要としない計測システムも作られるようになった[2].

　また実験室内の平地歩行から, より実用に近い階段昇降, さらには屋外歩行へと観察対象が拡大しつつある[8)9)].

光学式の解析システムより

　床反力計と組み合わせた光学式輝度マーカー追尾の3次元動作解析は広く実施されており, 義足歩行についても多くの研究がある. あわせて筋電計との組み合わせも行われる[2].

　こうした歩行解析システムの使用により, 床反力の鉛直・前後・左右3分力のパターン, 角速度などの波形, および歩行周期・速度, 作用点軌跡などを測定できる. さらに取得したデータを元に, 解析ソフトウェアを使用して逆運動学解析, 逆動力学解析を行うことで, 重心位置や関節モーメントなどの計算が可能となり, 歩行周期に合わせた図示とすることが多い(図2).

　ただし, 1回の試行ごとに大量の測定データが集まり, どのように処理すべきか, どのパラメータに注目・評価すべきかをあらかじめ十分に検討しておく必要がある[10].

　歩行異常の総合評価のために, 多くの計測パラメータから統合指標を算出する試みもある[11].

小型センサーによる解析システムより

　光学式3次元動作解析システムは, 設備が大型・高価となる上, 測定環境に制約が存在し, ソフトを使った解析にも時間を要するため, 多くは研究分野での使用に留まっており, 実際の臨床場面で十分に活用されているとは言い難い.

　より簡便に計測可能な歩行計測システムの開発, 研究が着目されている. 四肢・体幹に取り付けた加速度センサーによる歩行計測が提案され, それ以外にも, 加速度センサーや関節角度計, 磁気センサーなどの小型計測器を用いた計測手法が研究されている[12](図3).

　また, 2次元ではあるが, 多くのセンシングポイントを有する薄いセンサーシートを床面に貼ったり, 足底に挿入したりして, 歩行時の各種 kin-

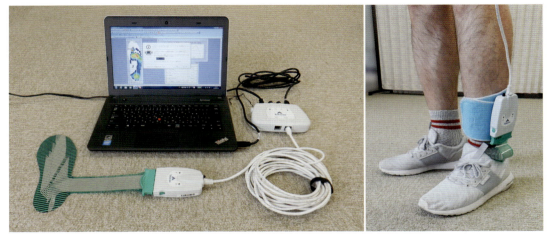

図 4. 各種小型センサー類
足底に設置して COP(Center of Pressure)を計測するものを示す.

ematic 因子, 床反力垂直成分パターン, 足底圧分布を測定する計測手法もある(図 4).

これらにより, 従来のシステムの問題であった計測環境の制約や長い所要時間が解消されつつあり, 臨床に際しての実用性が向上したと言える.

しかしながら, 上記のようなセンサーシステムに関する報告の多くは, 単なる加速度の比較であったり, 歩行を平面内の運動として捉えた 2 次元歩行計測であったりする. 光学式歩行解析システムに匹敵する小型センサーを用いた汎用可能な 3 次元歩行計測システムの確立には至っていない.

エネルギー変換効率に注目して

切断高位, 使用する義足部品の影響などをエネルギー効率に注目して解析しようとするアプローチもある[13].

脳血管障害などを原因とする中枢神経疾患患者の歩容の特徴として, 身体合成重心(COG)の力学的エネルギー変換の不足に伴う歩行速度の低下や安定性の欠如などが挙げられる. 直接最大酸素摂取量を計測する方法もあるが, リハビリテーションの評価ではエネルギーコストを客観的評価基準とすることが有用であり, 長い歴史がある[14].

倒立振り子モデルより, 立脚中期での位置エネルギーがどのように前方推進の運動エネルギーに変換されるかを計算するものである[15)16].

さらなる改良を目指して

一般的に, 輝度マーカーと光学式カメラを用いた計測システムにおいて, 輝度マーカーは解剖学的特徴点に貼付されることが多い. しかし身体表面に貼付した輝度マーカーは, 動作時における皮膚や皮下組織の変形, 筋肉などの膨隆によって静止時に貼付した位置よりずれて, 観察時に若干の微動が生じる. これは skin motion error と呼ばれ, 人体の粗大運動を対象とする限りそれほど大きな問題とはならないが, 生体内の骨格の運動や関節の詳細な運動を測定するには, こうしたエラーは精密な計測に対する誤差として影響し, 計測精度の低下を引き起こす.

そこで, このような問題に対して, Andriacchi らは皮膚マーカーによる skin motion error から生じる誤差を補正し, 詳細な関節運動を取得できるポイントクラスター法を提案した[17]. Andriacchi らは主に膝関節を対象としていたが, その原理は必ずしも膝関節にのみ特化したものではなく, 他の関節にも利用可能である(図 5).

歩行動作解析からわかること

下肢切断者の歩行特性において, 床反力による歩行の対称性と義足推進力は, 主に切断レベルによる影響が強く, 義足前足部背屈の動き, すなわち踏み替えしが時間・距離因子と足部の違いによ

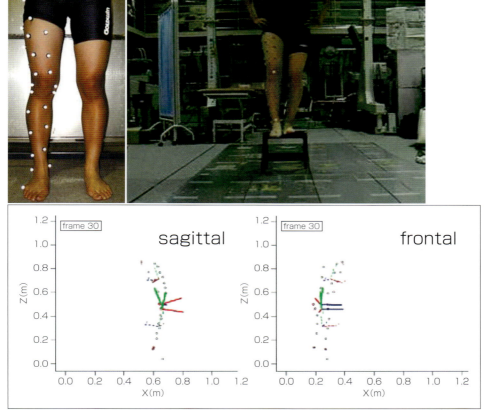

図 5. Point Cluster 計測における下肢マーカー設置例；ジャンプ動作の解析

る影響を受けやすい[18]．またエネルギー消費効率は当然ながら切断高位に大きく依存することとなる．

屋外での実際の歩行に注目する試みで，例えば Schmid ら[19]は，脳卒中患者を対象として取り上げた．10 m 歩行速度によって屋内歩行レベル(0.4 m/秒未満)，外出がやや困難なレベル(0.4～0.8 m/秒)，外出可能なレベル(0.8 m/秒以上)に分類し，3 か月間，歩行練習を行った上で，歩行速度の改善度と外出状況，QOL との関係を調査した．

その結果，屋内歩行グループ，外出がやや困難なグループの歩行速度の改善は，外出の範囲を広げ，QOL を高めることが示された．

疾患対象が異なってはいるが，切断患者においても，いわゆる実用歩行能力を適切に評価できる手法に結び付くことが望まれる．

階段昇降といったタスクでの動作解析も行われており[20]，義足性能の評価に役立たせようともしている．

述べてきたように，幾つかの計測手法が用いられ，知見が積み上がってきてはいるものの，skin motion error の他にも解析法としては問題点がないわけではない．

Rusaw と Ramstrand による下腿切断者の義足歩行に関する systematic review[7]では，歩行動作解析は臨床研究として数多く行われてはいるものの，3D データの取得方法から，運動学的指標の提示，結果の解釈などで大きなばらつきがあるとされている．

エビデンスレベルとしては C とされた．

おわりに

義足歩行の基本的な歩行パターンは意外と頑健であり，歩行解析によって，義足歩行と健常歩行

との間に，足関節部分を除くとそう大きな差異が見られない．定量的に差異を見つけ出すことは可能であるが，解析にあたって非常に多くのパラメータが算出され，その解釈にはばらつきが多い．

より精密な計測を目指したり，屋外歩行など，より自然の状況で観察したり，歩行動作解析を切断者などの臨床課題に生かす新たな試みがなされている．

参考文献

1) Skinner, H. B., Effeney, D. J. : Gait analysis in amputees. Am J Phys Med. **64** : 82-89, 1985.
2) Benedetti, M. G., et al. : SIAMOC position paper on gait analysis in clinical practice : general requirements, methods and appropriateness. Results of an Italian consensus conference. Gait Posture. **58** : 252-260, 2017.
   Summary イタリアで行われた Italian Society of Clinical Movement Analysis による National Consensus Conference の議論．
3) Baker, R., et al. : Gait analysis : clinical facts. Eur J Phys Rehabil Med. **52** : 560-574, 2016.
   Summary 歩行解析に関する総説の例．そのよい適応として脳性麻痺，脳卒中，外傷性脳損傷，下肢切断を取り上げている．
4) Perry, J., Burnfield, J. M. : Gait analysis : normal and pathological function (2nd Ed.). Thorfare, SLACK, 2010.
   Summary 歩行解析の基本的教科書．歩行解析の総論と共に，切断による義足歩行についても解説している．
5) Rietman, J. S., et al. : Gait analysis in prosthetics ; opinions, ideas and conclusions. Prosthet Orthot Int. **26** : 50-57, 2002.
6) Cole, M. J., et al. : An evaluation of patient perceptions to the value of the gait laboratory as part of the rehabilitation of primary lower limb amputees. Prosthet Orthot Int. **32** : 12-22, 2008.
7) Rusaw, D., Ramstrand, N. : Motion-analysis studies of transtibial prosthesis users: a systematic review. Prosthet Orthot Int. **35** : 8-19, 2011.
8) Cutti, A. G., et al. : 'Outwalk' : a protocol for clinical gait analysis based on inertial and magnetic sensors. Med Biol Eng Comput. **48** : 17-25, 2010.
9) Cutti, A. G., et al. : Clinical gait analysis for amputees : innovation wishlist and the perspectives offered by the outwalk protocol. G Ital Med Lav Ergon. **37** Suppl(3) : 45-48, 2015.
10) Sagawa, Y. Jr., et al. : Biomechanics and physiological parameters during gait in lower-limb amputees : a systematic review. Gait Posture. **33** : 511-526, 2011.
11) Baker, R., et al. : The gate profile score and movement analysis profile. Gait Posture. **30** : 265-269, 2009.
12) Wong, W. Y., et al. : Clinical applications of sensors for human posture and movement analysis : a review. Prosthet Orthot Int. **31** : 62-75, 2007.
13) Winter, D. A. : A new definition of mechanical work done in human movement. J Applied Physiol : Respir Environ Exerc Physiol. **46** : 79-83, 1979.
14) Cavagna, G. A., et al. : The sources of external work in level walking and running. J Physiol. **262** : 639-657, 1976.
    Summary 身体重心の位置変動などに注目し，エネルギー変換効率を計算して歩行を評価しようとする方法である．
15) Tesio, L., et al. : The 3-D motion of the centre of gravity of the human body during level walking. II. Lower limb amputees. Clin Biomech (Bristol, Avon). **13** : 83-90, 1998.
16) Akai, M. : CORR Insights : Hip, knee, and ankle osteoarthritis negatively affects mechanical energy exchange. Clin Orthop Relat Res. **474** : 2064-2066, 2016.
17) Andriacchi, T. P., et al. : A point cluster method for in vivo motion analysis: applied to a study of knee kinematics. J Biomech Eng. **120** : 743-749, 1998.
18) Goujon, H., et al. : A functional evaluation of prosthetic foot kinematics during lower-limb amputee gait. Prosthet Orthot Int. **30** : 213-223, 2006.
19) Schmid, A., et al. : Improvements in speed-based gait classifications are meaningful. Stroke. **38** : 2096-2100, 2007.
20) Hobara, H., et al. : Lower extremity joint kinematics of stair ascent in transfemoral amputees. Prosthet Orthot Int. **35** : 467-472, 2011.

◆特集/戦略としての四肢切断術

義足の可能性

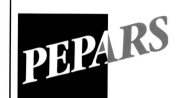

陳　隆明*

Key Words：ロボットテクノロジー(robot technology)，高機能義足(high-functional prosthesis)，高齢切断者(geriatric amputee)，評価(evaluation)，リハビリテーション(rehabilitation)

Abstract　現在，そして今後我々医療従事者が対峙しなければならない対象の多くは虚弱高齢切断者であることに留意すべきである．テクノロジーによる義足パーツの進歩は著しく，義足の可能性は過去とは比べものにならないほど大きくなったと言えよう．しかし，単なる義足パーツの進化のみでは切断者，特に高齢切断者の機能改善が得られることは決してない．経験と知識を備えたリハビリスタッフによる適切な適応判断と義足パーツ処方，リハビリ訓練が必要であることは論を俟たない．利用可能な各種義足(高機能義足を含む)はリハビリテーション医学分野において適切に応用されたならば，切断者の機能改善と機能代償に必ず役立つものである．臨床現場において，これら義足を有効なものとするための明確なリハビリプログラムを確立し，着実に証拠を積み重ねていくことで初めてテクノロジーの真価を謳歌でき，義足の可能性が見えてくる．

はじめに

義足の可能性を論じる上で重要な事柄は，AIに代表される近年のロボットテクノロジーの目覚ましい発展であろう．テクノロジーの進化によって従来では成し得なかった機能改善を，義足により切断者が得る可能性を広めたと言えよう．切断者の機能補填の代替手段として，生活支援，機能改善におけるリハビリ分野においてそのテクノロジーを生かすのは当然である．

しかしながら，高度なテクノロジーを駆使した高機能義足に大きな期待を抱くあまり，目指した機能獲得目標と現実に達成し得た機能との乖離が生じ，臨床現場で失望することも珍しくない．このような事態を回避し，ロボットテクノロジーをリハビリ手法とし有効に活用するためには，それを運用する側の臨床スタッフ(医師，PT，義肢装具士)の適切な知識と経験が必須であると言える．

* Takaaki CHIN，〒651-2181　神戸市西区曙町1070　兵庫県立総合リハビリテーションセンター，所長

近年において利用可能な各種義足(高機能義足を含む)はリハビリテーション医学分野において適切に応用されたならば，切断者の機能改善と機能代償に必ず役立つものである．しかし，現実問題としてこれらの義足を適切に臨床現場で運用するためのハードルはまだまだ高いと言わざるを得ない．臨床現場において，これら義足を有効なものとするための明確なリハビリプログラムを確立する必要がある．その上で，着実に証拠を積み重ねていくことで初めて真の義足の可能性が見えてくる．

下肢切断領域に適用される高機能義足

高機能義足とは一言でいえばロボットの三要素「センサー，制御・知能，駆動」を満たす義足と理解してよい．敢えて言うなら人間装着型ロボットであり，リハビリテーション医療の分野の中で，切断者の身体にソケットというインターフェースを通して装着して，切断者が主体となって使用するものである．特に義足パーツの1つであり，切断者の歩行能力を左右すると言っても過言ではない膝継手において，その発展は著しい．したがっ

て，高機能義足の恩恵を受ける対象者は，膝関節を失った高位切断者である．言うまでもなく，これら高機能義足は切断者の自立支援福祉機器の役割を有し，人と地域社会をつなぐ手段として存在するものであるべきである．つまり，理想的には，臨床現場において，医療的な治療手段として機能改善に寄与するかどうか，さらには様々な社会活動や職業復帰といった地域で社会生活するための機能代償に役立っているか，という 2 つの成果がリハビリにおいて求められる．医療においてまず優先して求める成果については，敢えて言うならば機能改善である．

果たして高機能な義足は万能か

原点に戻って考えてみたい．高度なロボットテクノロジーを有しているかどうかは別として，自立支援福祉機器としての義足は人と社会をつなぐ手段として存在することである．つまり，何人も地域社会で孤立させないための橋渡しとしての機能が求められる．

例えば，近年末梢循環障害(以下，PAD)に起因した高齢切断者が増加傾向であることは周知である．彼らの多くはもちろん虚弱高齢者である．果たして彼らが地域社会で閉じこもることなく移動や社会参加する上で，高機能義足はなくてはならないものなのか，今一度問い直すことが必要である．軽量安価な従来型の義足や車いす，といったローテクに属する範疇のものも効果的な手段である．これらを抜きにして彼らの社会参加はありえない．今のところ，これら虚弱高齢切断者の移動手段に関してローテクに勝る高機能な義足はない．最近では高価で高機能なものも利用可能となっているが，必ずしもリハビリ医療の現場においてすべてが高機能である必要はない．いずれのローテクも社会において長きにわたり受け入れられ，役立つものとして存在している．虚弱高齢切断者が増加傾向にある今の時代の動向に合わせて，高機能義足は「あるべき姿」として今の社会に受け入れられ，将来にわたり存続するであろうか．

今の義足リハビリ現場に欠けているもの

臨床現場で種々の義足を活用し，効果的なリハビリを実践するために必要なことは有効性の検証と立証である．このことは医療従事者にとっては至極当たり前のことである．しかし，あくまでも筆者の個人的意見であるが，義足リハビリの分野に関してはその概念が極めて希薄であるように思う．従来から存在する極めて単純な機能の義足の一部(例えば固定膝や荷重ブレーキ付き膝など)の例外を除き，近年登場したバウンシングやイールディングといった機能を有する義足の多くは運用されてからの歴史は比較的まだ浅く，その知見は十分とは言えない．当然のこととして，その適応判断基準やその選択基準，臨床評価手法やバッテリーに関してはまだ明らかに確立されているとは言えない．したがって，当然義足リハビリの質において施設間格差(地域格差と言ってもよいかもしれない)が存在する．その格差をなくすためにも，臨床研究が正しく行われ，多くの情報が臨床スタッフに適切に伝達される必要がある．義足リハビリの分野で，各種義足が機能改善に貢献する有効な手段となり得るかどうかはまさに今後の検証と知見の蓄積にかかっているといっても過言ではない．

それでは，具体的に今の義足リハビリにおいて何が欠けているか？　ご存じの通り，現在行われているリハビリ医療においては疾患・障害別に訓練プログラム(マニュアル)と評価方法は成書においてある一定のレベルで確立されていると思われる．訓練プログラムとして一般的に必要な項目は，① 適応となる対象者の選択基準(どのような病態や障害に有効かどうか)，② 訓練開始時期，③ 訓練頻度と訓練時間，④ 具体的な訓練手順，⑤ 有効性を評価するためのバッテリーであろう．義足リハビリが一般的なリハビリ医療と大きく異なる点は，義足という人工物が介在することである．義足処方という項目が新たに追加され，しかもこの処方内容によって訓練と機能転機が大きく影響されるといった実に複雑な事態が存在する．しかも，

利用できる義足の種類が多く，機能も実に多様化している．本来ならば，これらを切断者の生活スタイルや身体機能別に明確に規定しておく必要があるのだが，残念ながら標準となり得る規定は存在しない．

例えば，高齢大腿切断者に対してコンピュータ制御義足を適用する場合を考えてみると，まず高齢切断者の自立歩行獲得の可能性を推定する必要がある．コンピュータ制御といった高機能義足を選択するためには，当然自立して歩行できることが必須である．しかし，高齢切断者の自立歩行を推定するための明確な判断基準が極めて希薄である．敢えて挙げるなら，臨床現場で役立つものとしては筆者が示した基準くらいであろう[1)~3)]．次に，自立歩行の予測が立ったとして，どの種類のコンピュータ制御義足を選択するかが問題となる．費用対効果，補装具支給制度を熟知しているという前提で，各種義足の性能を把握して最適な選択をしなければならない．義足の選択が決定すれば，義足歩行訓練である．そのためには，切断者の身体機能に応じた義足調整と訓練，訓練経過に基づいた義足の再調整などが必須であり，それには経験ある義肢装具士とPTが必要条件となる．さらには，日常生活活動の手段として義足歩行が実用的なレベルにあるかどうかの判断が必要となる．筆者が日常感じていることを簡単に列挙するだけでも，これほどの多くの課題が山積する．もちろん，義足リハビリはチーム医療がなくては達成し得ないものであり，その総責任者は十分な経験と知識を持った医師があたるべきである．このようにしてみると，上記①~⑤のすべてが満たされるにはかなり高いハードルが存在することがおわかりになるであろう．上記①~⑤のすべてが満たされ，適切な義足選択があいまって初めて，義足の可能性が広がり，臨床現場で普遍的に有効に活用されるのである．

義足の役割と構造

ここでは主に大腿義足について触れる．義足は様々な原因で下肢を失った者に対し，その機能を

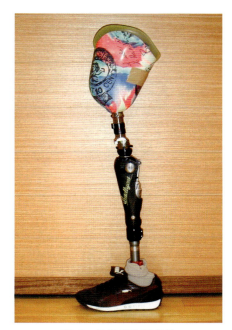

図 1．骨格構造型義足

代替し，外観を補完するものである．主な構成要素はソケット，継手（膝），足部，そして支持部である．ソケットに求められる役割は，切断端と義足のインターフェースである．すなわち，断端の収納，体重の支持，懸垂機能，義足への力の伝達である．足部では，踵接地時の衝撃の吸収，滑らかな体重移行，前方への推進力を得ることである．膝継手は，切断者の歩行能力を左右する重要なパーツであり，その機能は近年著しい発展を遂げている．膝の安定性の獲得（立脚相制御）と下腿の振りだし（遊脚相制御）の役割を担う．

義足はその構造上（支持部）の特徴によって，殻構造と骨格構造とに分けられる．殻構造義足（exoskeletal prosthesis）は外骨格構造とも言われ，甲殻類のような外見であると同時に，機械的強度をその外側の殻で担い，さらに外観をも整えるものである．今ではほとんど処方されることはない．現在の主流は骨格構造型義足（endoskeletal prosthesis）である．内骨格構造とも言われ，機械的強度は内部の金属の支持によって得られるもので，外観はフォームカバーなどにより整えられる．モジュラータイプの義足であるため，義足のアライメントの調整やパーツの交換が完成後も可能であり，軽量である（図1）．

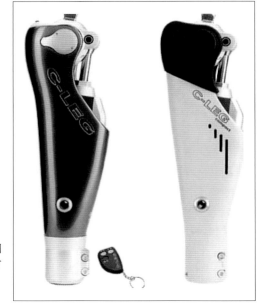

図 2.
Ottobock 社の新しい C-Leg
(各社パンフレットなどより抜粋)
油圧シリンダを用いており,遊脚相と立脚相の制御を共に電子的に行う.イールディング機能も有する.

膝継手の機能

大腿切断患者は,膝関節機能を喪失しているため,膝関節機能を代償するための膝継手が必要である.膝継手の選択は切断者の歩行機能を決定すると言っても過言ではない.

膝継手に求められる基本的機能は,立位・体重負荷時の膝の安定性の確保(立脚相制御)と歩行速度にできるだけ追随した下腿の振出の実現(遊脚相制御)である.そして,理想的には生理的な膝関節の機能に近づけることである.具体的には,①ダブルニーアクションの再現による上下動の動きを最小限とし,エネルギー消費を抑えた効率的な歩行の実現,②運動軸が多軸であること,③1歩行周期において大腿四頭筋とハムストリングスが行っている作用を模倣すること.そして,④切断者が任意の歩行速度で歩くことができるようにすることである.

立脚期制御機能は静的制御と動的制御に分けられ,静的制御は立脚時に膝をロック(固定)させて膝折れを防ぐ機構を持つもの(例えば Ottobock 3R40,LAPOC SL0710 など)や,荷重ブレーキ機構が働く安全膝(例えば Ottobock 3R15,3R92,Nabtesco NK-1 など)がある.動的制御は,油圧の抵抗を利用し急激な膝折れを防ぎ,体重をかけるとゆっくりと曲がっていくイールディング機構を有するもの(例えば Ottobock 3R80,C-Leg,Nabtesco Hybrid Knee,Össur Mauch Knee など)や,立脚期に膝継手が軽度屈曲しロックすることにより膝折れを防止するバウンシング機構を有するもの(Ottobock 3R60,Nabtesco NK-6,Össur Total Knee など)がある.ダブルニーアクションとは立脚相初期(支持脚の踵接地直後)に起こる膝関節の軽度屈曲のことであり,バウンシングとイールディングの2つの動的安定機構によって実現されている.それによって体重心点の上下動の動きを少なくし,踵接地時の衝撃の吸収を行い,歩行時のエネルギー消費の軽減(効率化)を図ることが可能となった.バウンシング機構は立脚期の安定に優れており,イールディング機能は坂道や階段の下りに有用である.バウンシングとイールディングはいずれもこの十数年で確立された新しい技術と言ってよい.

遊脚期制御機能は遊脚相制御に空圧・油圧シリンダといった流体制御装置を利用することにより,遊脚期における下腿の振り出しの速度のコントロールのほか,遊脚相に必要な大腿四頭筋とハムストリングスに相当する機能をある程度再現することが可能となった.つまり,遊脚期の踵の跳ね上がりや膝伸展時のターミナルインパクトの防

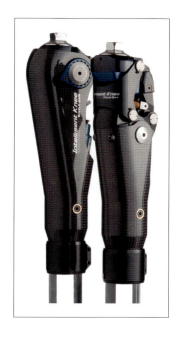

図 3.
Nabtesco 社のインテリジェント膝継手
（各社パンフレット等より抜粋）
膝継手に空圧シリンダを使用している．遊脚相（下腿の振り出し）のみ電子的に制御しており，立脚相制御（膝の安定性の確保）機能はない．

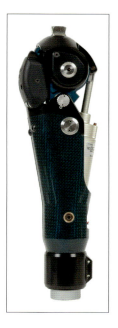

図 4.
Nabtesco 社の Hybrid Knee
（各社パンフレット等より抜粋）
インテリジェント膝継手に立脚相制御機構を付加したものである．立脚相制御は油圧ロータリーダンパによるイールディング機能（油圧の力を利用してゆっくりと膝を曲げていく機能）により膝の動的安定性を確保する．

止等の制御も行う．近年では，コンピュータにより遊脚期の制御を行うことも珍しくなく，様々な膝継手が実用化している（Ottobock C-Leg（図 2），Nabtesco インテリジェント膝継手（図 3），Hybrid Knee（図 4），Össur RHEO KNEE，Ottobock genium，Nabtesco ALLUX など）．

高齢切断者における義足の可能性

1．高齢切断者増加による現場のニーズ

澤村らの報告によると 1968～92 年における兵庫県下（神戸市を除く）での発生頻度は人口 10 万人あたり 6.2 人であり，その中で下肢切断者は 1.6 人である[4]．最近の報告では，大峰らは 2001 年から 2005 年の北九州市における発生頻度は人口 10 万人あたり 6.9 人であり，そのうち下肢切断は 5.8 人である[5]．したがって，1960 年代から現在までの間の総切断者の発生頻度はほぼ同じ傾向であると言える．しかし，特筆すべきは最近における総切断者に占める下肢切断者の割合の増加である．澤村らの報告では，1993～97 年における PAD を原因とする下肢切断が 65％であり，大峰らの報告では 66％であった．したがって，増加した切断者の多くは高齢の PAD 起因の下肢切断者で構成されることになる．さらに，懸念すべきは一般病院で報告されている PAD 起因の下肢切断者におけるリハの成功率は決して高くない．大腿切断において 9～20％，下腿切断において 34～47.2％と報告されており，これが現状である[6)~8)]．

虚弱高齢切断者は通常動脈硬化疾患を有し，リハビリを通して体力的に多くの改善を期待することは困難である．そのような意味から，身体に対する負荷がより少なくなるような革新的な義足の出現が望まれる．

2．高齢切断者に対する多軸膝継手の可能性

現在多種多様な膝継手が利用可能であるが，その中でも自立歩行を目指せる高齢切断者に最も適していると筆者が考えるのは多軸膝継手である．今では多くの利用可能な多軸膝継手が存在する．この膝継手は完全伸展時の回転中心を上後方に設定している．そうすることによって，股関節軸の近くに回転中心が位置することになり，より小さい股関節伸展モーメント（随意制御）で膝折れを予防できることが可能となる．例え股関節伸展筋力が弱く随意制御が不十分であったとしても，バウンシング機能により膝ロックが発揮され，床反力が膝継手後方に位置しても膝折れが起こらない仕組みである．これは膝折れに対する大腿四頭筋の拮抗作用の代償である．また，多軸膝継手は屈曲時に前後のリンクが交差し，大腿部に対して下腿部が後方へシフトするため下腿の実行長が短くな

り，床面とつま先のクリアランスがよくなり，つまづきにくくなるという利点もある．さらに，ダブルニーアクションによる効果で体重心点の上下動の動きを少なくし，踵接地時の衝撃の吸収を行い，歩行時のエネルギー消費の軽減（効率化）を図ることが可能である．

このように，多軸膝継手においては高齢切断者の身体機能低下を補うような多くの利点が存在する．高齢化社会が到来した今こそ，義足リハビリに従事する者はその有用性について見直し，積極的に臨床に取り入れるべきである．

義足の可能性を損なわないための処方

義足の可能性を損なわないためにまず留意しておくべき点を述べる．義足訓練開始時に作成する訓練用仮義足のパーツ選択（特に膝継手）の際は，切断者の歩行能力を最大限に引き出し得る最も高性能なパーツの使用を考慮することである．もちろん，過度なゴール設定は慎むべきである．リハビリにより義足歩行が向上し，活動性が高くなることが予測される切断者が，低活動性のパーツで構成された義足を処方された場合，切断者はその義足で歩くための能力しか使用しなくなる．その結果，後に高活動性の義足パーツに変更しようとしても適応できず，本来の義足の可能性を実現できなくなる可能性が出てくる．義足パーツを変更する時は（特に大腿切断者の膝継手），そのパーツが使えるかどうか十分見極める必要があることは論を俟たない．原則は入院（あるいは通院）の上十分な時間をかけて評価を行うのが望ましい．

1．処方の実際

高活動の切断者（青壮年で身体状況がよい切断者など）：遊脚期制御における速度追随性の優れたものを優先して処方するべきである．筆者らは，はじめて処方する場合，速度追随性の高い Nabtesco 社のインテリジェント膝継手や，速度追随性がよくイールディング機能も有している Nabtesco 社の Hybrid Knee を通常よく使用している．職業上の理由などで立脚期の安定を重視する高活動の切断者に対しては，バウンシング機能を有する Össur 社の Total Knee 2000 を使用することが多い．また，重労働者に対しては最近では Nabtesco 社の ALLUX や Ottobock 社の C-Leg も適応を慎重に判断して処方している．

高齢や体力に劣る切断者：立脚期制御の優れたものを優先して処方するべきである．片脚起立能力が比較的安定しているが，義足で早く歩くことがほとんどない場合は，スムーズな膝の振り出しができる空圧式で荷重ブレーキ付きの膝継手の Nabtesco 社の NK-1 や Ottobock 社の 3R92 など，またバウンシング機能が付いて立脚期の安定性に優れている Ottobock 社の 3R60（EBS，多軸膝）や Nabtesco 社の NK-6 などを使用している．

片脚起立能力も劣っており，立位を保持する能力が弱い切断者には，固定膝である Ottobock 社の 3R40，今仙技術研究所の SL0710 などが適している．Nabtesco 社の NK-6 はバウンシング機能の付いた多軸膝であるが，ロック機構も付いているため，最初はロックした状態で歩行訓練を行い，慣れてきたらロックをはずしての歩行訓練に移行することができる．筆者らは，リハビリによって機能向上が見込めると判断した場合，片脚起立能力が劣っている症例に対して考慮している．

義足（膝継手）の可能性の限界について

1．階段の昇り

従来までは切断者が義足を用いて，健常者のように交互に階段を上ることは一般的には不可能と考えられていた．しかし，動力義足（Össur 社 POWER KNEE）の出現でそれも不可能ではなくなった．残念ながら現時点ではごく限られた義足に備わった機能であり，それらの多くは実に高価である．

2．感覚のフィードバック

健常者は下肢からの感覚情報によって瞬時に歩行環境を判断し，あるいは無意識に自らの歩行をコントロールしている．そして，危険を回避することに役立てている．しかし，感覚情報を収集で

きるセンサーを搭載し，切断者にフィードバックできる仕組みをもった義足はまだ存在しない．ただし，高機能とは異なるが，骨直結型義足が存在する[9]．これは義足パーツを断端骨に直接埋没し接続するものである．このような仕組みであることから，義足からの感覚情報のフィードバックは従来の義足よりも向上している可能性がある．

3．コストと支給制度

コンピュータ制御膝継手に代表されるような高性能膝継手が利用可能であるが，高価であることも事実である．現在コンピュータ制御膝継手の中で公的に支給が認められているのは Nabtesco 社インテリジェント膝と Hybrid Knee である．そして，重労働に従事するなど特段の要件が認められた場合は，Nabtesco 社の ALLUX や Ottobock 社の C-Leg も最近になりようやく認められるようになった．これらとて，地域格差が存在し，地域によっては公的支給が認められていない現状が存在する．その他の高価なコンピュータ制御膝継手は原則自費購入である．

おわりに

最近の大腿義足膝継手の性能の進歩は著しい．一方では，これらの進化した膝継手を最も有効に利用できるであろう青壮年の切断者は減少した．今の時代，我々医療従事者が対峙しなければならない対象の多くは高齢切断者であることに留意すべきである．単なる膝継手のパーツの進化のみで高齢切断者の機構改善が得られることは決してなく，経験あるスタッフによる適切なリハビリが必要であることは論を俟たない．また，青壮年の切断者においても，高性能な膝継手を使いこなすためには，同様に適切なリハビリと評価が必須である．そのリハビリの最初の過程が義足の処方である．切断者個々の身体状況を適切に評価し，膝継手の性能（個性）を理解したうえで，適切な処方がなされるべきである．医学的リハビリとは常にそうしたものである．安易な「お試し」でパーツを決定することは厳に慎むべきである．

参考文献

1) 陳　隆明：高齢下肢切断者の Prosthetic Rehabilitation Outcome に影響する因子．リハ医学．**40**：13-17，2003．
2) Chin, T., et al.：Effect of physical fitness on prosthetic ambulation in elderly amputees. Am J Phys Med Rehabil. **85**：992-996, 2006.
3) Hamamura, S., et al.：Factors affecting prosthetic rehabilitation outcomes in amputees aged more than 60 years. J Int Med Res. **37**：1921-1927, 2009.
4) 陳　隆明，澤村誠志：切断者の現況．義肢装具のチェックポイント第 7 版．日本リハビリテーション医学会，日本整形外科学会監修．pp. 42-44，医学書院，2007．
5) Ohmine, S., et al.：Community-based survey of amputation derived from the physically disabled person's certification in Kitakyushu City, Japan. Prosthet Orthot Int. **36**：196-202, 2012.
6) Toursarkissian, B., et al.：Major lower-extremity amputation：contemporary experience in a single Veterans Affair institution. Am Surg. **68**：606-610, 2002.
7) Peng, C. W., Tan, S. G.：Perioperative and rehabilitative outcomes after amputation for ischemic leg gangrene. Ann Acad Med Singapore. **29**：168-172, 2000.
8) Fletcher, D. D., et al.：Trends in rehabilitation after amputation for geriatric patients with vascular disease：implication for future health resource allocation. Arch Phys Med Rehabil. **83**：1389-1393, 2002.
9) Branemark, R., et al.：Osseointegration in skeletal reconstruction and rehabilitation：a review. J Rehabil Res Dev. **38**：175-181, 2001.

好評書籍

複合性局所疼痛症候群（CRPS）をもっと知ろう
―病態・診断・治療から後遺障害診断まで―

編集　堀内行雄（川崎市病院事業管理者）

日常診療で鑑別に頭を悩ませたことはありませんか？

治療に難渋する「痛み」を伴うCRPSの"今"をわかりやすくまとめました．診断や治療にとどまらず、後遺障害診断や類似疾患まで網羅！早期診断・早期治療のための必読書です！！

オールカラー　B5判　130頁　定価（本体価格　4,500円＋税）

<目次>
I．病　態
　CRPS：疾患概念の変遷と最新の研究動向
II．診　断
　CRPS診断の実際―判定指標と診療方針の概論―
　CRPSの画像診断―BMD計測およびMRSによる診断―
III．治　療
　早期CRPSの考え方とその対策―超早期ステロイド療法の実際を含めて―
　CRPS様症状を訴える患者への精神科的アプローチ―鑑別診断も含めて―
　CRPSの薬物療法―病状，病期による薬物の選択―
　CRPSに対する漢方治療の実際
　CRPSのペインクリニックにおける治療―早期治療と慢性疼痛対策―
　温冷交代浴の理論と実際
　CRPSに対するリハビリテーションの実際
　CRPS type IIの手術療法
　CRPSに対する手術治療―病態別治療と生体内再生治療―
IV．後遺障害
　CRPSの後遺障害診断―留意点とアドバイス―
V．関連・類似疾患
　採血による末梢神経損傷とCRPS
　ジストニアの診断と治療
　線維筋痛症（機能性疼痛・中枢機能障害性疼痛）の診断と治療，診断書記載

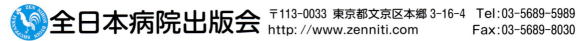

全日本病院出版会　〒113-0033　東京都文京区本郷 3-16-4　Tel：03-5689-5989
http://www.zenniti.com　Fax：03-5689-8030

◆特集/戦略としての四肢切断術
足部切断術

寺師浩人[*1] 長谷川泰子[*2] 大澤沙由理[*3] 森脇 綾[*4]
榊原俊介[*5] 藤井美樹[*6] 辻 依子[*7]

Key Words : 糖尿病性足潰瘍(diabetic foot ulcer)，末梢動脈性疾患(peripheral arterial disease；PAD)，重症下肢虚血(critical limb ischemia；CLI)，神戸分類(Kobe classification)，歩行維持(maintenance of walking)

Abstract CLI を含めた糖尿病性足潰瘍では，戦略として足部切断術を必要とする．それは，中足骨を可能な限り温存することが，患者本人にとって将来の歩行能力維持に繋がるからである．そのためには，創部における血流と感染を含めた潰瘍の病態を把握することが重要で，その程度によって，創閉鎖までの道程が異なることを理解しなければならない．血流では，臨床所見と理学所見のほか，皮膚灌流圧や血管造影所見により，創部へ至る動脈の流れを把握することを創閉鎖より優先する．感染では，臨床所見と MRI を含めた画像所見により，骨髄炎に対する切断位置を含めた適切なデブリードマンを判断することが創閉鎖の前に必要となる．さらに，部分切断後には残趾の変形が進むことから，装具や歩容を戦略の一環の中に取り入れていくことが再発予防に繋がる．

はじめに

20世紀の前半までは，サイム足関節離断術以遠の足部切断術は主として戦傷者などの外傷や凍傷患者のための手術であった(図 1)．1929 年の Fleming A. による penicillin の発見以来，感染症に対する救命率が向上し，足部切断術が糖尿病患者の手術方法として確立していく(図 2)[1]．糖尿病や重症下肢虚血(critical limb ischemia；CLI)の予後や心疾患の合併などを考慮すると，将来の歩行が生命予後に関わる影響は大きい[2]．以前の我々の研究では，CLI 創治癒後の歩行維持率は，足趾切断術や中足骨レベルでは 80% 以上を確保できるが，膝下切断で 1/3，膝上切断で 0% という結果であった[3)4)]．これを年齢で分けると，下肢大切断術後では高齢者(65 歳以上)では歩行維持が困難であるが，足部切断術後では高齢者でも歩行維持が可能であった．また，足部切断術では，残存する自身の脚感覚で歩行することにより正常に近い平衡感覚での歩行を可能にする．さらに自身の脚感覚が保たれることは車いすへの移乗時にも有利で，たとえ寝たきり患者であっても，自力での寝返り行為を含めたベッド上のリハビリテーションや将来の褥瘡予防にも有効と考えてよい．

血流と感染を考慮した創傷の病態把握

1. 血流の把握

CLI において，血流評価のない壊死部や壊疽の

[*1] Hiroto TERASHI，〒650-0017 神戸市中央区楠町 7-5-2 神戸大学医学部形成外科，教授
[*2] Yasuko HASEGAWA，同，医員
[*3] Sayuri OHSAWA，同，特定助教
[*4] Aya MORIWAKI，同，医員
[*5] Shunsuke SAKAKIBARA，〒673-8558 明石市北王子町 13-70 兵庫県立がんセンター形成外科，医長
[*6] Miki FUJII，〒675-1392 小野市市場町 926-250 北播磨総合医療センター形成外科，主任医長
[*7] Yoriko TSUJI，〒654-0048 神戸市須磨区衣掛町 3-1-14 新須磨病院形成外科・創傷治療センター，医長

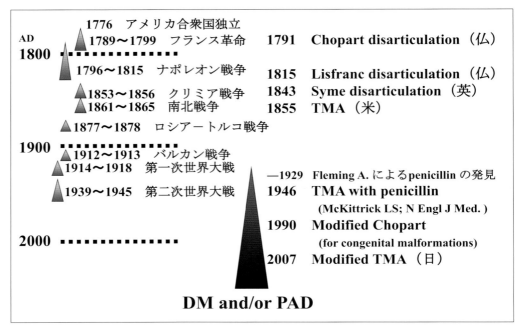

図 1. 足部切断術の論文発表年と世界における大きな戦争の時期
多くの足部切断術は，戦傷者に対する術式であった．

デブリードマンは禁忌である[5]．正しい血流評価と創傷部分に至る治癒機転が働くまでの何らかの末梢血行再建術は必須である．末梢血行再建術が施行された後にさらに血流動態を評価して手術に臨むのが大原則である．創傷に至るまでの十分なる血流が確保されたならば，血管造影所見でwound brush が認められる[6]．任意の部位での血流測定が可能な SPP や $TcPO_2$ で創傷治癒機転が働くか否かを判断して切断部位を決定することになる．

2．感染の把握

壊死組織を含めた感染巣を適切に取り除くデブリードマンは，感染巣が十分に取り除けたならば創閉鎖可能で，十分ではないと判断すれば，開放創とし wound bed preparation を図り，その後に足部切断術を含めた創閉鎖に向かうべきである．各種足部切断術においては骨髄炎の有無が術前に必要となる．その最終決定には，感度・特異度ともMRI 画像が最も高く有用である[7]．また，CLIを合併している際には，末梢血行再建術後が推奨される[8]．ガイドラインでの推奨は，骨髄炎の最適な治療は，感染骨の的確な除去と軟部組織感染に対する2週間の抗生物質投与である[9]．

足部切断術（図2）

足部切断術選択の原則は，まず横断的切断術よりも趾列切断術のような縦断的切断術を考慮する．つまり，歩行機能維持のために，足長が短くなるよりは足幅が狭くなる手術を選択する．

1．足趾切断術と足趾関節離断術

足趾における最大長を残す切断は autoamputation である．これはいわば究極の創傷治癒機転が働いた結果で，blue toe syndrome など血流の保持された病態でよい適応となる(図3)．

遠位趾節骨切断術では，爪母が残り爪床が障害されることが多く，術後に爪の変形を伴いやすい．遠位趾節骨離断術では，長(母)趾伸筋と長(母)趾屈筋を引っ張り出して切断する必要がある．基節骨が残れば残存趾の変形や偏位を生じることは少ない(図4)．基節骨を含めた切断の場合は，第1趾の切断においては種子骨とその周囲の線維性組織の摘出を要する．種子骨は，歩行時長母趾屈筋と短母趾屈筋をスムースに動かすためのレバーの役目を担っているが，これを摘出しなかった際は近位へ移動し歩行には不要となり，むしろ創傷治癒を妨げることになる．また，中足-趾節(MTP)

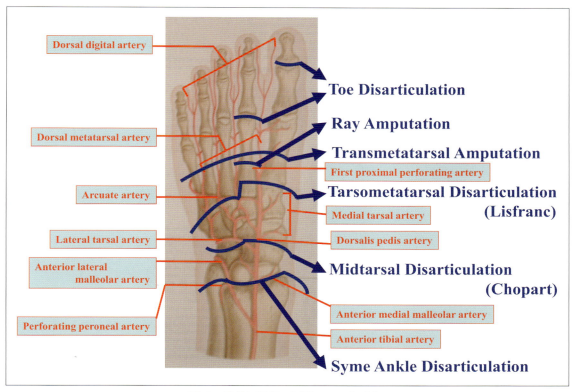

図 2. 足部切断術の切断レベルを示す.

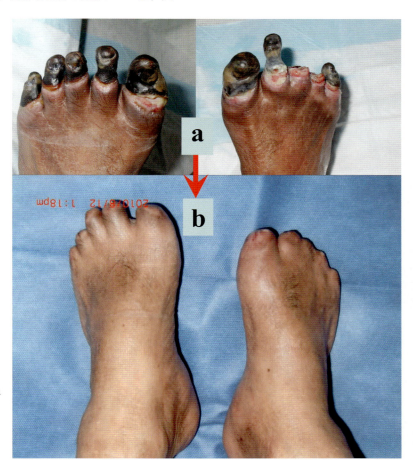

図 3.
Blue toe syndrome での autoamputation の症例を示す.
　a：初診時
　b：1 年後に全足趾で治癒した.

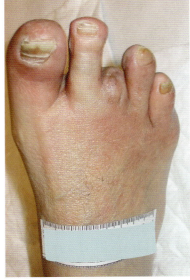

図 4.
基節骨が残れば隣接足趾変形は起こらない.

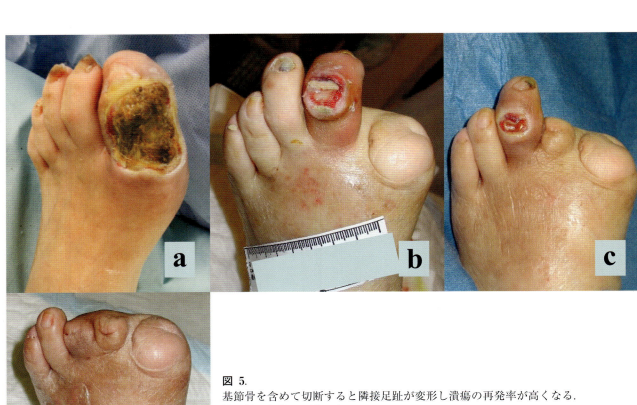

図 5.
基節骨を含めて切断すると隣接足趾が変形し潰瘍の再発率が高くなる.
特に第 1 足趾に顕著である.
　a：左第 1 足趾壊疽症例で，MTP 関節で離断した.
　b：術後に第 2 足趾 claw toe 変形をきたし潰瘍が再発し，第 2 足趾も
　　 離断した.
　c：第 2 足趾関節離断術後に，同様に第 3 足趾 claw toe となり潰瘍が
　　 生じた.
　d：第 3 足趾離断術後を示す.

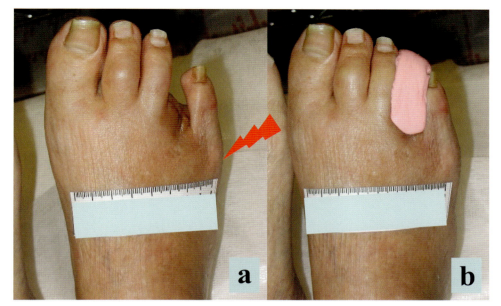

図 6. 第 4 足趾 MTP 関節離断術後の状態を示す.
a：第 5 足趾が不安定となり，矢印で示すバニオンに再発をきたしやすい.
b：簡易な toe separator を挿入し再発予防をしている.

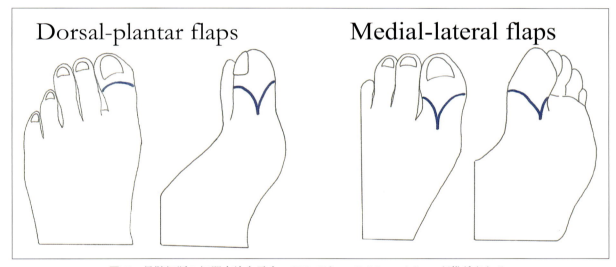

図 7. 足趾切断の切開方法を示す．CLI では medial-lateral flaps が推奨される.

関節離断術後には将来的に隣接趾の変形を起こしやすい(図 5)．特に，第 1 趾離断術後の他趾の内側不安定による変形で潰瘍再発の危険性が増すことになるため，長期経過観察と toe separator や適したフットウェア作製は必須である[10)11)](図 6).
我々の先行研究では，第 1 趾切断後の隣接趾変形は 60.7％で，MTP 関節を含めた後述の趾列切断では 92.8％にまで及ぶ[12]．また，切開の方法において，CLI に対する足趾切断(離断)術の際には，たとえ末梢血行再建術後であっても末梢血流を妨げない方法が望まれる．まず，切開の方向は，基本的には横切開である dorsal-plantar flaps よりも縦切開である medial-lateral flaps を選択すべきであり[4)13)](図 7)．さらに足趾の両側面においても血流に左右差があることは多いため，皮弁の理論を利用した fillet toe flap の方が，血流のみならず術後の知覚回復の点においても優れている[14].

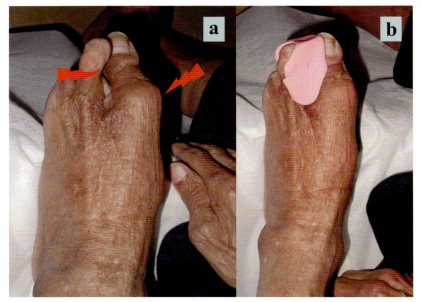

図 8. 第 2 足趾趾列切断術後の隣接趾変形を示す．
a：矢印に示す部位である第 1 足趾と第 3 足趾に潰瘍を発生しやすい．
b：簡易なフットウェアである toe separator を挿入している．

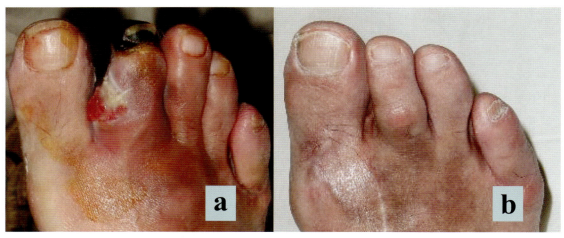

図 9. 第 2 足趾趾列切断症例を示す．
a：第 2 足趾の骨髄炎症例である．
b：趾列切断術後 1 年で第 3 足趾が hammer toe 変形をきたしている．

2．趾列切断術

　第 2 趾の中足-趾節（MTP）関節離断は術後に第 1 趾の外側サポートがなくなるため第 1 趾外反変形が起こりやすい（図 8）．その変形防止のためには，中足骨の骨幹部近位部で切断して第 1 と第 3 中足骨を寄せ，幅を狭くする趾列切断術が有効であるが，足内筋の拘縮により外側足趾の hammer toe 変形は必須である（図 9）．また，中間多趾列切断の場合には趾間を寄せることが困難となり，toe separator で予防できないような蟹挟み型は，むしろ創傷のない外側趾を切断して揃えた方がよい場合もある．一方，第 1 趾の趾列切断の場

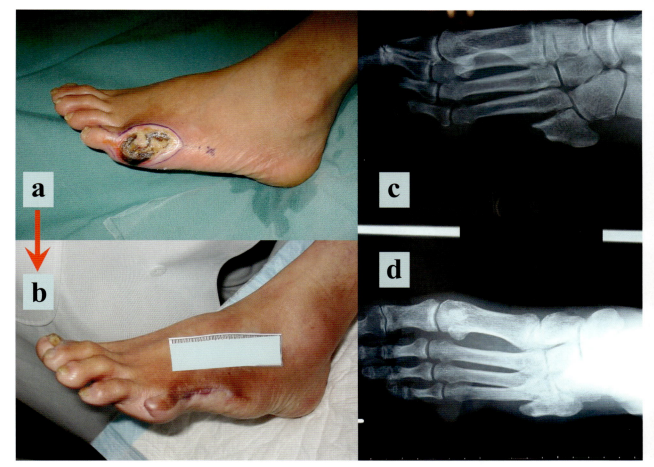

図 10. 左第 5 足趾趾列切断症例である．
a：第 5 足趾バニオン潰瘍に骨髄炎を呈している．
b：術後 1 年の写真である．
c：第 5 中足骨を底面に沿い斜めに切断している．
d：第 5 中足骨を外側に斜めに切断している．

合には，他趾列切断よりも潰瘍再発率が高くなるため適したフットウェアは必需品であるが，最初から後述する transmetatarsal amputation (TMA) を勧める教科書もある[15]．しかし，他趾の創傷がない時に全趾を失う精神的苦痛が大きいことは十分に考慮されなければならない．第 5 趾切断の場合には，腓骨筋の付着部である第 5 趾中足骨近位端を残さなければ内反変形は必発である．中足骨の切断端は底面と外側面を短く斜めに切断し，角張らないようにヤスリで丸く削る(図 10)．

3．中足骨横断的切断術(transmetatarsal amputation；TMA)

術後の歩行速度は遅くなるが正常歩行に近い機能を保持できる TMA の適応は，壊死，感染がすべての中足骨遠位端に及ぶか，2 つ以上の内側列中足骨が切断を余儀なくされる場合である．典型的な手術であるが，中足骨の長さの分だけ切断レベルが流動的である．長くなればなる程，歩行機能は高い(縦アーチが残る)が創治癒率は低くなる．切断端はできる限り足底皮膚で被覆する方がよい．古典的な TMA 法では，足底皮膚以外をすべて同じレベルでギロチン切断しているが，現在

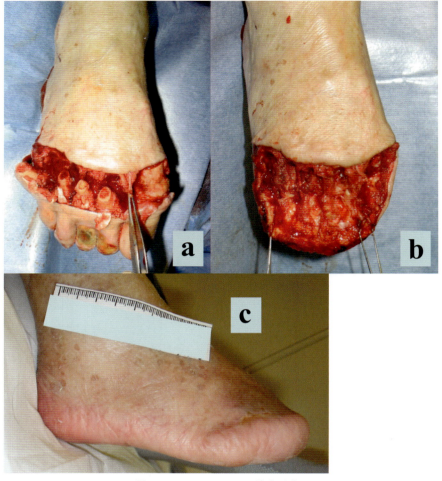

図 11. Modified TMA 法を示す.
a：第 1 中足骨間の軟部組織を把持している.
b：全趾間の血流を保持していることがわかる.
c：術後 1 年の臨床像を示す.

では末梢血管障害のある症例がほとんどであるため，腱組織以外の中足骨間の軟部組織と，足背と足底間の arterial-arterial connection[16] をできる限り残す modified TMA[17)18)] が推奨される（図11）.

4．リスフラン(Lisfranc)関節離断術

名称は関節離断術であるが，短腓骨筋の付着部である第 5 中足骨近位端を残す．離断するのは残った第 1, 3, 4 中足骨であるが，症例によっては第 1 中足骨の近位端を残すことができれば長腓骨筋と前脛骨筋の機能が維持されやすく，さらに第 2 中足骨を残すことで横軸アーチが保持されるため，最も近位レベルでの TMA とも言える．ま

た，尖足予防のため術後 3～4 週間の足関節背屈固定が推奨される．中足骨がほとんどないため歩行機能は TMA に比べ低下する．

5．ショパール(Chopart)関節離断術

距骨と楔状骨，踵骨と立方骨の間での関節離断であるため，距骨と踵骨のみが残される．距骨には筋肉の付着はないため足関節の背屈機能が失われないように前脛骨筋の再固定が推奨されるが，感染や壊死のためできないことも多い．しかし，内反変形傾向にある（図12）ため，歩行する場合には，足関節の固定まで含めたロッカーソールの靴用装具が必要となる．

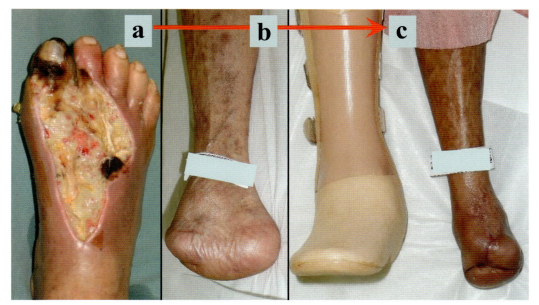

図 12．典型的なショパール関節離断例を示す．
a：術前の感染を伴う潰瘍を示す．
b：術後1年の臨床側面像を示す．
c：術後1年の正面像では内反変形がわかる．特殊なフットウェアを装着している．

6．サイム(Syme)関節離断術

ショパール関節離断術が困難である可能性が高い時に適応がある．感染がheel padに及ぶか足関節を越える場合には適応にはならない．足関節で離断して脛骨遠位端と外踝を切断しsmoothingするが，heel padが残されるので足部切断術の最近位となる．踵部の血流と知覚保持のため，後脛骨動脈と神経を残す．偏位をきたしやすいショパール関節離断術よりも直立しやすいサイム関節離断術を推奨する向きもある．

参考文献

1) McKittrick, L. S.：Recent advances in the case of the surgical complications of diabetes mellitus. New Engl J Med. **235**：929-932, 1946.
   Summary 足部切断術が糖尿病患者の手術方法として確立していくことを述べた論文である．

2) Norgren, L., et al.：Inter-society consensus for the management of peripheral arterial disease. TASC II Working Group. Int Angiol. **26**：81-157, 2007.
   Summary TASC IIでは，大切断になれば生命予後にも関与することを述べている．

3) 辻 依子ほか：重症下肢虚血患者における下肢切断レベルによる歩行機能への影響．日形会誌．**30**：670-677, 2010.
   Summary CLIにおいて下肢切断レベルと年齢別に歩行維持率に差がある．

4) 辻 依子：【糖尿病性足潰瘍の局所治療の実践】小切断手術方法と術後歩行機能．PEPARS. **85**：52-58, 2014.
   Summary 末梢血流の保持しながら小切断を施行し歩行機能を維持する．

5) 寺師浩人，北野育郎：SPP(Skin Perfusion Pressure＝皮膚灌流圧)―血行障害が原因の創傷に対する治癒予測．医学のあゆみ．**222**：287-288, 2007.
   Summary SPPがCLIの創傷治癒に重要であることを最初に提唱した邦文である．

6) Utsunomiya, M., et al.：Wound Blush Obtainment Is the Most Important Angiographic Endpoint for Wound Healing. JACC Cardiovasc Interv. **23**：188-194, 2017.
   Summary 末梢血行再建術後の血管造影所見でwound blushが創傷治癒に重要であることを述べている．

7) Lipsky, B. A., et al.：IWGDF guidance on the diagnosis and management of foot infections in persons with diabetes. Diabetes Metab Res Rev. **32**：45-74, 2016.

Summary 最も新しい世界の糖尿病性足病変のガイドラインにおける感染症の内容について述べている.

8) Fujii, M., et al.：Surgical treatment strategy for diabetic forefoot osteomyelitis. Wound Repair Regen. 24：447-453, 2016.
Summary MRI が骨髄炎の適切な切断位置の決定に重要で, 末梢血行再建術後に施行すべきであることを述べた最初の論文である.

9) Peters, E. J., et al.：A systematic review of interventions in the management of infection in the diabetic foot. Diabetes Metab Res Rev. 32：145-153, 2016.
Summary 感染している糖尿病性足潰瘍のシステマティックレビューで, 骨髄炎の最適な治療方法を推奨している.

10) Reiber, G. E., et al.：Effect of therapeutic footwear on foot reulceration in patients with diabetes. JAMA. 15：2552-2558, 2002.
Summary 足趾切断後の再発予防にフットウェアは欠かせないことを述べている.

11) Paola, L. D., et al.：Ulcer recurrence following first ray amputation in diabetic patients. Diabetes Care. 26：1874-1878, 2003.
Summary 第 1 足趾趾列切断後の潰瘍再発について述べている.

12) 森脇　綾ほか：母趾切断後の隣接趾変形と潰瘍形成についての検討. 創傷. 2：118-124, 2011.
Summary 第 1 足趾切断後の隣接足趾の変形と潰瘍再発についての検討をした論文である.

13) 櫻井沙由理ほか：重症下肢虚血の足趾断端形成における皮膚切開の工夫. 形成外科. 55：554-557, 2012.
Summary CLI における足趾切断の切開方法について述べている.

14) 榊原俊介ほか：趾切断時における fillet toe flap の利用. 創傷. 3：123-128, 2012.
Summary 皮弁の血流理論を足趾切断に応用した論文で, 知覚回復についても述べている論文である.

15) Bowker, J. H.：Amputations and disarticulations. Foot and Ankle Disorders, Myerson, M. S., ed. 466-503, Philadelphia, WB Saunders, 2000.
Summary 再発の観点から, 第 1 足趾趾列切断よりも TMA 法を考慮すべきことを述べた最初の論文である.

16) Attinger, C. E., et al.：Angiosomes of the foot and ankle and clinical implications for limb salvage：reconstruction, incision, and revascularization. Plast Reconstr Surg. 117（Suppl）：261S-293S, 2006.
Summary 足部における angiosome を提唱した論文で, arterial-arterial connection の重要性を強調している.

17) Terashi, H., et al.：A modified transmetatarsal amputation. J Foot Anckle Surg. 50：441-444, 2011.
Summary Modified TMA 法を提唱した最初の英文である.

18) 寺師浩人, 辻　依子：Modified transmetatarsal amputation 40 患肢の検討. 日形会誌. 30：678-684, 2010.
Summary 末梢血流が保持された modified TMA 法の創傷治癒率を研究した論文である.

◆特集/戦略としての四肢切断術

下腿部切断術

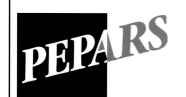

宮﨑春野*1　市岡　滋*2

Key Words：下腿切断術（lower leg amputation），下肢切断術（leg amputation），糖尿病性足病変（diabetic foot），重症下肢虚血（critical limb ischemia），救肢（limb salvage）

Abstract　下肢切断の原因は糖尿病性足病変が大きな割合を占めており，今後も増加していくと推測される．血行再建術を施行しても足関節以遠の血流が十分に改善しない症例や，大切断によってQOL改善が見込まれる症例が大切断の適応となる．切断部位の決定には皮膚灌流圧や経皮的酸素分圧が有用であり，皮膚灌流圧30 mmHg未満の症例では切断前の血行再建を行うべきである．患肢に重度の感染があり術後の手術部位感染が懸念される場合は，一度感染部位のデブリードマンを行ってから二期的に閉創するという方法もある．下腿切断術における合併症の予防として，虚血肢にはターニケットを使用せず後方皮弁を長めにデザインする，消毒前に患部をドレープで覆うなどの工夫を行っている．血腫，感染，断端壊死などの術後合併症が生じた場合，デブリードマンや大腿切断で対応する．大切断するほどの足病変を有する患者は内科的な合併症が多いため，周術期の全身管理も重要である．

はじめに

日本における下肢切断の原因は，1976年の日本リハビリテーション医学会の調査では大多数が外傷であったが，近年は糖尿病性足病変が大きな割合を占めている[1]．2005年には，糖尿病のために世界中で30秒に1本の頻度で下肢切断が行われていると報告された[2]．2016年に実施された国民健康・栄養調査では，日本には約2,050万人の糖尿病罹患者および予備軍がいると推定されている．WHOによると世界の糖尿病患者数は今後20年間で倍増すると見込まれており，日本でも糖尿病患者の増加に伴い下肢切断患者数が増加していくと考えられる．

近年，血行再建技術の発展により，過去に大切断を余儀なくされていたような症例の多くが救肢可能となった．しかし感染や血行再建困難などの理由で大切断せざるを得ない症例は今も存在し，またquality of life（QOL）改善を目的として大切断を選択する場面もある．

本稿では，糖尿病性足病変や重傷下肢虚血に対する下腿切断術について述べる．

適応

足に壊死があり，血行再建術を施行しても足関節以遠の血流が十分に改善しない症例は，大切断の適応となる．小範囲の虚血性壊死のみであれば保存的治療も選択できるが，壊死が広範囲であったり感染を合併していると，大切断せざるを得ないことが多い．しかし血流障害のない糖尿病性足病変の場合は，感染があっても局所的なデブリードマンでコントロール可能なことが多い．

血流障害がなく感染制御が可能な症例でも，大

---

*1 Haruno MIYAZAKI，〒350-0495　埼玉県入間郡毛呂山町毛呂本郷38　埼玉医科大学病院形成外科・美容外科，助教
*2 Shigeru ICHIOKA，同，教授

切断によってQOL改善が見込まれる場合は治療の選択肢となり得る．早期離床を希望する患者や，頻繁に繰り返す足関節炎や皮膚潰瘍がQOLを低下させている患者は，下腿切断を選択することがある．

糖尿病性足病変や重症下肢虚血の患者は腎機能障害，心血管疾患，脳血管疾患などの合併症が多く，全身麻酔に伴うリスクも考慮しなければならない．下肢虚血により大切断となる患者の5年生存率は50%程度とされ，70歳以上の高齢者では1年生存率50%という報告がある[3)〜5)]．生命予後やQOLと手術の必要性について，慎重に検討する必要がある．

切断部位の決定

下肢切断患者の歩行機能維持率は，足趾切断98%，中足骨切断86%，ショパール離断50%，下腿切断33%，大腿切断0%と，切断レベルが高位になるほど歩行獲得の成功率が低下する[6)]．機能予後の観点からは，より低位での切断が望ましい．

虚血肢では術前に皮膚灌流圧 (skin perfusion pressure；SPP) や経皮的酸素分圧 (transcutaneous oxygen tension；tcPO$_2$) を測定し，切断予定部位の血流を評価する．SPP 30〜40 mmHg以上の部位は治癒が期待できるが，30 mmHg未満では血行再建を優先すべきとされており[7)〜9)]，これは小切断のみならず大切断にも適用できる．

また古川ら[10)]は，大切断する症例の切断レベルについて，年齢に関係なく全身状態と術前ADLにより決定するとしている．術前に寝たきりの患者は，大切断後に歩行できるまでに回復する見込みはほとんどなく，膝関節を残したことにより容易に屈曲拘縮をきたし短期間に新たな創を形成する可能性が高いため，大腿切断を選択するという．当科でも同様の判断をすることが多いが，介助で車いす乗車が可能な患者の場合には，義足装着によって車いす移乗時の荷重が可能になるなどのメリットがあるため，下腿切断を選択することもある．

術前管理

虚血肢であれば術前に血行再建を行う．膝下の血管内治療を施行後3か月以内の再狭窄・閉塞率は73%と高率であることから[11)]，患者が血管内治療後であっても，ある程度の時間が経過していれば手術前に再度血管造影を検討すべきである．ただし感染を合併している場合は，血行再建により感染が急激に増悪し切断手術を行うタイミングを逃す可能性もあるため，血管外科や循環器科などの血管治療医と連携して行う必要がある．

患肢に重度の感染があり，術後の手術部位感染が懸念される場合は，一度感染部位のデブリードマンを行ってから二期的に閉創するという方法もある．

手術方法

1．デザイン，消毒

膝蓋骨下端から9〜12 cm程度遠位で骨切り線をデザインし，下腿の前後径に応じてフィッシュマウス型の皮弁をデザインする．下腿では前面に比べて後面の皮膚の血流がよいことが多いため，虚血肢では後方皮弁を長めにデザインする（図1）[12)]．

手術部位感染のリスクを減らすため，消毒前に足全体をドレープで被覆し，創部が術野に露出しないようにする．ドレープの上から消毒をし，さらにストッキネットで足部を被覆する．なお，虚血肢ではターニケットは使用しない．

2．前方皮弁

下腿前方を皮膚切開し，同じ高さで骨間膜より前方の筋群を切離する．皮膚と筋膜の間は剝がれやすく，皮膚血流が低下する可能性があるため，初心者は筋膜を切開した段階で皮膚と数か所縫合しておくとよい．前脛骨動静脈は二重結紮し切離する．腓骨神経は断端神経腫の予防のため遠位に引き出してメスで切離する．脛骨・腓骨の骨膜を骨切り線まで剝離する．

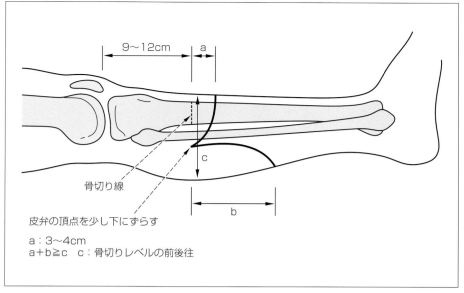

図 1. 当科での虚血肢に対する下腿切断術のデザイン（文献 12 より改変引用）

3．骨切り

周囲の軟部組織が巻き込まれないよう筋鉤でよけ，ボーンソーで脛骨を切断する．脛骨断端の前面を斜めに切り落とし，角が滑らかになるように低速回転のボーンソーかヤスリで仕上げる．腓骨は脛骨より 1 cm 程度近位で切断する．

4．後方皮弁

縫合時に筋肉が適度なボリュームで創内におさまるよう，下腿後面の皮膚から骨後方の筋群まで深層に向かって徐々に短くなるように切開する．後脛骨動静脈，脛骨神経，腓骨動静脈を結紮・切離する．

5．縫　合

洗浄，止血を十分に行う．骨断端上に吸引ドレーンを留置する．術後に股関節が外転・外旋しやすいため，ドレーンは下腿内側から出すことが多い．脛骨断端を被覆するように後方筋群を脛骨前面の骨膜や筋肉に縫合し，前後の皮弁の筋膜同士を縫合する．密な真皮縫合は血流障害を起こしやすくするため行わず，筋膜縫合の際にところどころ真皮にも糸をかけるようにしている．ナイロン糸あるいはステープラーにて皮膚をきれいに合わせて縫合する．

術後管理・合併症

局所の術後合併症である血腫，感染，断端壊死に注意する．それらが生じた場合，なるべく下肢を長く残すために，下腿の血流が良好であればデブリードマン，断端形成を行う．患者の疼痛や全身状態がゆるせば二期的に行った方が確実である．下腿の血流障害があり血行再建が困難であれば，大腿切断をせざるを得ない．

疼痛や創部の状態が落ち着いたら，弾性包帯によるソフトドレッシングで断端の形状を整えるよう徐々に圧迫を加える．可及的速やかにリハビリテーションを開始し，患者自身にソフトドレッシングを指導する．抜糸は術後 2 週間で行う．

大切断するほどの足病変を有する患者は，内科的な合併症が多く予後不良である．Nehler らによれば，大切断術後 30 日以内の死亡率は 10.4% で，その原因は心臓，肺，腎臓に生じた合併症と敗血症であった[13]．周術期の全身管理は非常に重要であるため，適宜他科と連携して行う．

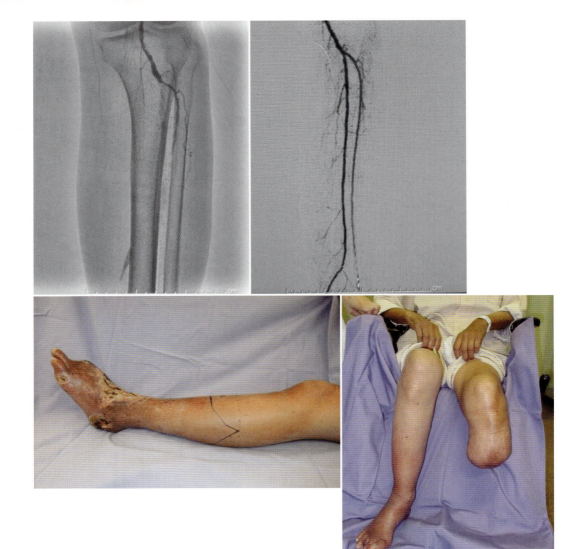

図 2. 症例 1：61 歳，女性．重症下肢虚血による足部皮膚潰瘍
a：血管内治療前の左下腿血管造影所見
b：血管内治療後の左下腿血管造影所見
c：左下腿切断術デザイン
d：術後 2 か月

症 例

症例 1：61 歳，女性．重症下肢虚血による左足部皮膚潰瘍（図 2）

既 往：1 型糖尿病，末期腎不全（血液透析），脳梗塞，心臓弁膜症

血管造影で大腿部から足部まで動脈の高度な狭窄と閉塞を認めた．血管内治療により動脈は末梢まで開大したが，血管内治療後の SPP は足背 22 mmHg と低値であった．患者の強い希望に沿い，まず局所のデブリードマンを施行したが，壊死が進行したため速やかに下腿切断術を行った．術後経過良好で治癒し，歩行を目指してリハビリテーションを行っている．

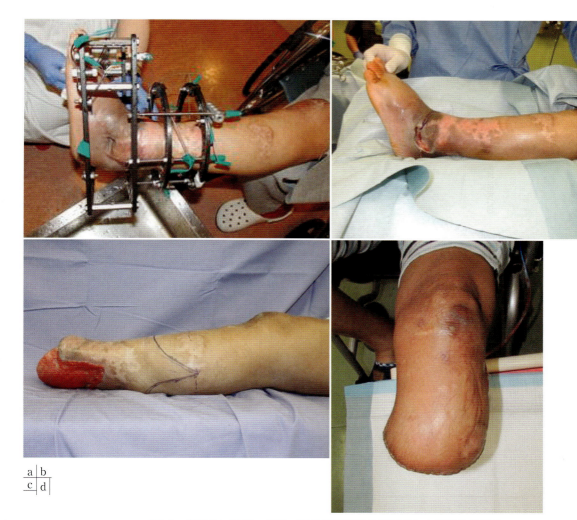

図 3. 症例 2：47 歳，男性．左足関節化膿性関節炎および脛骨骨髄炎
　a：左足関節イリザロフ創外固定
　b：左足関節離断術前．外果部潰瘍から排膿していた．
　c：左下腿切断術デザイン．足関節断端の状態は良好
　d：手術後 2 週間

症例 2：47 歳，男性．左足関節化膿性関節炎および脛骨骨髄炎（図 3）

　既　往：2 型糖尿病

　転倒で受傷した左足関節果部骨折に，脛骨骨髄炎を合併した．デブリードマンや抗菌薬投与で骨髄炎は治癒し，整形外科で左足関節にイリザロフ創外固定を施行された．その後，創外固定中に骨髄炎が再燃し，左足関節化膿性関節炎を発症した．下腿切断術を施行する方針となったが，外果部から排膿があり手術部位感染が懸念されたため二期的に閉創することとした．

初回手術では左足関節離断を施行した．洗浄処置や局所陰圧閉鎖療法を行い，創部の状態は良好となったため，初回手術から 3 週間後に左下腿切断術を施行した．術後経過は問題なく，義足歩行可能となった．

症例 3：69 歳，男性．重症下肢虚血による右足壊死（図 4）

　既　往：全身性エリテマトーデス，心房細動（抗凝固薬内服），4 か月前に左足壊死で左下腿切断術

　重症下肢虚血による右足壊死に対し，血管内治療，単核球細胞移植，高圧酸素療法，LDL 吸着療

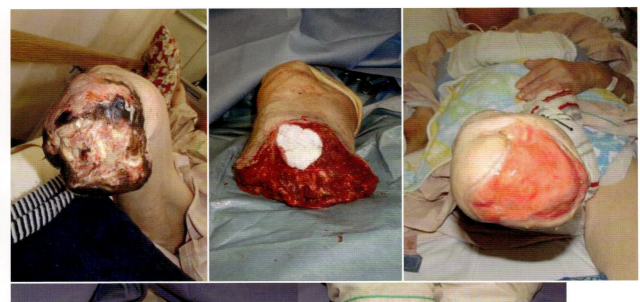
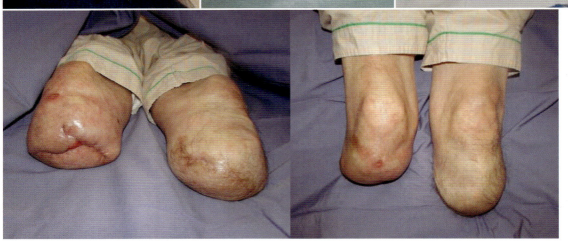

図 4. 症例 3：69 歳，男性．重症下肢虚血による右足壊死
a：右下腿切断後．断端壊死
b：右下腿断端デブリードマン後．脛骨断端に人工真皮を貼付した．
c：局所陰圧閉鎖療法により肉芽形成良好
d：右下腿断端形成後．膝関節を温存できた．

法を施行するも足部の血流は改善しなかった．外科的血行再建術も適応なしと判断されたため，右下腿切断術を施行した．術後断端部に血腫が生じ，筋層まで壊死に至った．下肢をなるべく長く残すため二期的に断端形成を行う方針とした．

初回手術では壊死組織のデブリードマンを行い，骨を 3 cm 程度追加切断し，脛骨を人工真皮で被覆した．局所陰圧閉鎖療法を施行した後，二期的に断端形成を行い膝関節を温存した．術後経過は良好で治癒し，両下腿義足で歩行可能となった．

まとめ

血行再建技術の発展によって多くの症例で救肢可能となった現在，下腿切断術の適応は総合的な判断が求められる．個々の症例を見極め，他科とも連携し，より適切な方法で治療を行うべきである．

参考文献

1) 上村哲司：糖尿病足病変に対する下肢切断術―その問題点と現状―．創傷．3：196-200，2012．

2) Boulton, A. J., et al. : The global burden of diabetic foot disease. Lancet. **366** : 1719-1724, 2005.
3) Abou-Zamzam, A. M. Jr., et al. : Function outocome after infrainguinal bypass for limb salvage. J Vasc Surg. **25** : 287-295, 1997.
4) Hobson, R. W., et al. : Results of revascularization and amputation in severe lower extremity ischemia : a five year experience. J Vasc Surg. **2** : 174-185, 1985.
5) Bunt, T. J., Malone, J. M. : Revascularization or amputation in the over 70 year old. Am Surg. **60** : 349-352, 1994.
6) 辻 依子ほか：重症下肢虚血患者における下肢切断レベルによる歩行機能への影響．日形会誌．**30**：670-677, 2010.
7) Castronouvo, J. J. Jr., et al. : Skin perfusion pressure measurement is valuable in the diagnosis of critical limb ischemia. J Vasc Surg. **26** : 629-637, 1997.
8) Yamada, T., et al. : Clinical reliability and utility of skin perfusion pressure measurement in ischemic limbs—Comparison with other noninvasive diagnostic methods. J Vasc Surg. **47** : 318-323, 2008.
9) Adera, H. M., et al. : Prediction of amputation wound healing with skin perfusion pressure. J Vasc Surg. **21** : 823-828, 1995.
10) 古川雅英ほか：重症下肢虚血の大切断の前には血流評価が必要である―大切断のために血行再建術を施行した 5 例の検討―．創傷 **3**(3)：129-138, 2012.
11) Iida, O., et al. : Angiographic restenosis and its clinical impact after infrapopliteal angioplasty. Eur J Vasc Endovasc Surg. **44** : 425-431, 2012.
12) 横川秀樹, 陳　隆明：下肢の大切断. 足の創傷をいかに治すか―糖尿病フットケア・Limb salvage へのチーム医療―．市岡　滋ほか編. 184-197, 克誠堂出版, 2009.
13) Nehler, M. R., et al. : Functional outcome in a contemporary series of major lower extremity amputations. J Vasc Surg. **38** : 7-14, 2003.

◆特集／戦略としての四肢切断術

CLI における大腿切断術

北村成紀[*1]　小山明彦[*2]　上田和毅[*3]

Key Words：末梢動脈性疾患（peripheral arterial disease；PAD），重症虚血肢（critical limb ischemia；CLI），endovascular treatment；EVT，大腿切断術（above the knee amputation）

Abstract　重症虚血肢はコントロール不良の糖尿病，慢性維持血液透析患者に生じることが多く，大切断が必要になることも少なくない．患肢温存に努めるべきであるが，虚血の状態，感染などの肢の状態に加え，もともとの ADL を考慮し，全身状態を優先した大腿切断術が適応になる場合もある．大腿切断術に対して我々が行っている周術期の留意点や手術の工夫点について述べる．

はじめに

下肢壊疽の原因として，外傷，感染症，末梢動脈疾患（peripheral arterial disease；以下，PAD）が挙げられるが，高齢化が進む現在，PAD が要因の大部分を占めている．

PAD，特に重症虚血肢（critical limb ischemia；以下，CLI）における大腿切断術は難治性潰瘍での外科的加療の選択肢の1つであるが，歩行能力を考えた場合，大切断術より患肢を温存すべきであるという意見に異論はない[1]．

しかし，CLI 患者の多くは糖尿病を有しており，また慢性維持透析患者も非常に多い．そのため外傷による切断とは異なり，CLI 患者は下腿切断であっても歩行能力獲得率が 33～47％ と低く[1~4]，1 年生存率も 51.5～82.7％ である[1~4]．また，再切断を繰り返し治療が遷延すれば，全身状態の悪化を招く恐れがある．したがって，CLI 患者は歩行能力の獲得よりも全身状態を優先した高位切断の選択が必要になり得ることを念頭に置かねばならない．

本稿では特に CLI 患者での大腿切断術について述べる．

CLI について

CLI とは，慢性虚血による安静時疼痛または潰瘍・壊死を伴い，血行再建なしでは組織の維持や疼痛の除去が行えないような肢の病態を示す[1]．

創の大きさ，深さ，虚血の程度，基礎疾患，感染などが患肢の予後に影響するため，どのような患肢が大切断に至るのかを潰瘍の有無だけで一様に予測するのは難しい．PAD 患者に対する従来の評価法は虚血の重症度のみに注目されていた．The Society for Vascular Surgery（SVS）は足病変の評価として，創（Wound），虚血（Ischemia），足部感染（foot Infection）の重症度をそれぞれ 4 段階に分けた WIfI 分類を提案している[5]．近年，CLI 患者の多くが糖尿病を有しており虚血以外も評価する必要性が高いためである．

腎不全患者，特に透析患者では CLI に陥るケースが多く，糖尿病患者やその予備軍を多く抱え高齢化社会が進む本邦では，今後 CLI 患者の増加が予想され，他科，他職種との連携がますます必要になってくるだろう．

[*1] Shigeki KITAMURA，〒960-1295　福島市光が丘1番地　福島県立医科大学形成外科学講座，医員
[*2] Akihiko OYAMA，同，教授
[*3] Kazuki UEDA，〒963-8585　郡山市駅前1丁目1番17号　寿泉堂綜合病院形成外科，主任部長

術前検査とチーム医療

複合的な問題を抱える CLI 患者に手術を行う場合，その評価はとても大切である．

ガス壊疽を含む重症感染症での切断術の場合，早急な高位切断が生命予後に直結するため十分な検査が行えないことも多い．しかし，術前評価を行える場合は可能な限り検査を施行してから手術を計画することが望ましい．

ここでは，切断部の決定に必要な血流評価についてと術前血糖コントロール，慢性維持血液透析患者の対応などについて記載する．

1．血流評価

CLI 患者において血流評価は大切であり，その検査は生理機能検査と画像検査に分けられる．

生理機能検査としては足関節上腕血流比（ankle pressure index；以下，ABI）や皮膚灌流圧（skin perfusion pressure；以下，SPP）が挙げられる．ABI は簡便な方法として広く用いられているが，部位ごとの詳細な血流を評価することは困難であり，また，CLI 患者では血管内の中膜石灰化による壁硬化により偽高値を示すことがある[1]．

画像検査としては CT や MRI，カテーテルでの血管造影での血管の評価が挙げられる．しかし，CT angiography（以下，CTA），MRA の検査は血管の走行や石灰化の評価にとどまり，創傷治癒に足る血流が皮膚側にあるのか評価することは困難である．

そのため，どの程度まで創傷治癒が期待できるかを判断する手段としては SPP の方が好ましいと言える．

CLI 患者は基礎疾患のため全身状態が悪い場合が多く，侵襲の少なく簡便な検査が望ましい．我々は SPP と CTA をよく用いている．しかし，経皮的な検査では微小な血管病変の評価が困難な場合もあり，生理機能検査値と臨床的印象の乖離がある場合は，実際の血流評価が必要となる．そのような場合はカテーテル検査のため循環器内科への相談をためらうべきではない[1]．

皮膚潰瘍の治癒の限界値は SPP 値で 30 mmHg とされ[6]，30 mmHg 以上の部位の切断術の治癒率は 90％ と報告されている[7]．

我々は CLI 患者に対して全例 SPP 評価を行い[8]，SPP 値が 30 mmHg 未満である場合はもちろん，臨床的に微小血管閉塞が疑われる症例でも循環器内科にて精査を行い，また，可能な限り患肢を温存するため血管内治療（endovascular treatment；以下，EVT）も依頼している．

EVT 施行後は，SPP 値や創傷治癒の状態に応じて高位切断の必要性を判断する．

2．血糖コントロール

血糖コントロールが不良な症例では，糖尿病内科へのコンサルテーションを早期に行う．薬剤の選択や周術期の合併症予防において，専門的な知識が必要になることが多いためである．

周術期の血糖に関しては緊急例でない限り，尿ケトン体陽性，随時血糖 200 mg/dL 以上，空腹時血糖＞150 mg/dL，食後血糖 300 mg/dL 以上，HbA1c が 8％ を超える場合には内科的コントロールを行った上で手術に臨むことが望ましいとされる[9]．実際の血糖コントロールではインスリンを用いることが多く，1～2 週間かけて目標の血糖値まで下げてから手術を行う場合が多い．

術前の血糖コントロールの目標は議論の最中であるが，尿ケトン体陰性化，随時血糖 100～200 mg/dL，空腹時血糖 140 mg/dL 以下とする意見があり，我々もこの基準を参考にしている[9]．

3．透析患者の周術期

CLI 患者の多くは維持血液透析が施行されている．

そのため入院時から透析担当医師との綿密な打ち合わせを行い，手術前後の透析日程を確認する必要がある．手術日の 2 日前と前日に，除水を行うとする意見もあるが[16]，我々は透析担当医と急変時の対応を相談し，手術前日および手術翌日に透析を計画することが多い[9]．

術中出血に対する輸血や鎮痛薬や術後抗生剤の種類や量に関しても事前に打ち合わせをしておく

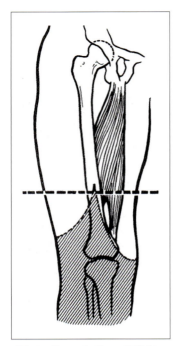

図 1. Gottschalk のデザイン
内側を長くした皮弁で被覆している．内転筋群は骨断端に縫合する．
（文献 12, p. 18 より引用）

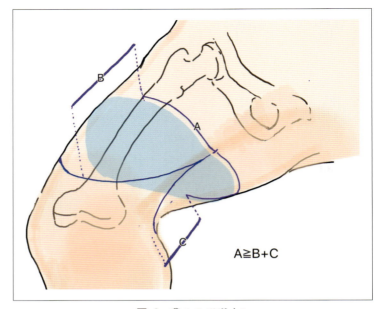

図 2. 我々のデザイン
内転筋群を後方皮弁に含めるようにデザインしている．骨への筋縫合は行わない．

4．リハビリテーション

臥床に伴う廃用の進行はその後の ADL を著しく下げることは言うまでもない．

両上肢と健側下肢を用いた移乗や移動ができないと，夜間や入浴時など，生活上の多くの場面で不便となり廃用の進行が問題になる[10]．

我々は入院直後から関節可動域，上肢筋力の維持のためリハビリテーション介入を徹底している．自験例で大腿切断後に歩行機能が維持できた症例は極めて少ない．しかし，リハビリテーションの早期介入のため廃用の進行を最小限にできておりいわゆる寝たきりの状態は回避している．

5．福祉面の配慮

CLI 患者はその病識に乏しく，本人の治療協力が得られにくいだけでなく CLI に至って然る家族や生活環境の問題が内在していることがあり，退院の調整に難渋することが多い．

我々は，介護保険の現状の確認や居住環境の確認など[11]，受診早期から社会福祉士を介入させるようにしている．また，主介護者には早い段階から大切断時に予想される家族負担をあらかじめ説明している．医療者同士と家族の認識の共有は早期社会復帰の実現において重要である．

手術手技の実際

手術は全身麻酔下，仰臥位で行い，ターニケットは用いない．

イソジンドレープで壊死部のドレッシングごと覆い，イソジンで十分に消毒を行ってから手術を開始する．なお，予定手術の場合，後述するデザインは麻酔導入前に済ませておき，手術時間の短縮に努めている．

1．皮膚切開

Gottschalk は循環障害例に対しては長い内側弁を推奨している[12]（図 1）．

これは内転筋群の作用を残し切断後に大腿が外転位になることを防ぐためであるが，原法は大腿骨に myodesis を行っておりやはり虚血肢には不安が残る．

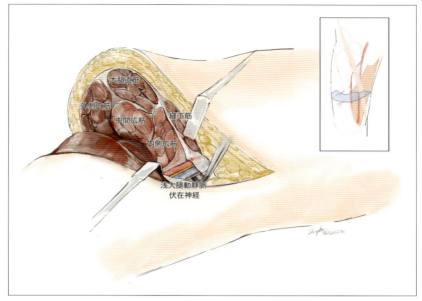

図 3. 浅大腿動静脈の処理
切断部では浅大腿動静脈が縫工筋直下に存在するため，十分な視野を確保し浅大腿動静脈，伏在神経を処理することに努める．

我々は筋層縫合の際，対立筋を縫合しやすくするため内転筋群を後方皮弁に含めるようにした前後皮弁の fish mouth のデザインを行っている(図2)．

切断位置は SPP 値を参考にして創治癒の得られることを最優先にして決定している．

具体的には SPP 値が 30 mmHg 以上の部位が皮弁茎となるようにし，同部位から 2.0 cm ほど中枢側を大腿骨切断部とし，前方皮弁と後方皮弁の長さの和が皮弁基部の大腿長径より少し長くなるように設定している．

10 万倍ボスミンで局所麻酔を施行し，前面から切開を開始する．伏在静脈は焼灼ないし 4-0 絹糸で結紮切断する．

2．軟部組織・筋肉の切断

大腿切断で結紮を要する血管と神経は浅大腿動静脈，大腿神経の分枝である伏在神経，深大腿動静脈，坐骨神経である．これらを円滑に同定するために我々が行っている工夫を紹介する．

A．浅大腿動静脈，伏在神経の処理

前面からアプローチすると，大腿四頭筋群，縫工筋が直下に見える．

浅大腿動静脈は内側広筋，縫工筋，長内転筋に囲まれているため大腿動静脈処置に向かう前に周囲を切開して十分な視野を得ることが望ましい(図3)．

まず皮弁と筋膜が剝がれないように注意しながら外側より内側に向けて外側広筋，大腿直筋，内側広筋を電気メスで離断する．縫工筋はその直下に浅大腿動静脈があるため，縫工筋の内側，長内転筋直上の皮下組織を切断してから後面に注意して縫工筋を離断する．縫工筋を離断すると浅大腿動静脈と伴走する伏在神経が確認できるためそれぞれを分離する．動静脈は 2-0 絹糸で結紮切断する．なお動脈は二重結紮にする．

石灰化が強く十分な結紮ができない場合もあるため切断時はペアンなどを近くに置き，出血時にすぐ対応できるようにしておくとよい．

伏在神経は可及的に牽引し中枢側で結紮し，切断する．

B．大腿深動脈，坐骨神経の処理

全周性に筋切断を行ってから，大腿骨切断を行ってもよいが，股関節の関節拘縮や術中体位の関係から手技が難しい場合も少なくない．そのため，我々は大腿骨を切断してから後面の処理を行っている．

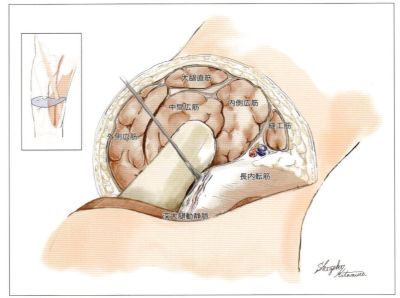

図 4. 大腿骨，深大腿動脈の処理
深大腿動静脈は大腿骨後面の長内転筋付着部近傍を走行するため注意する．長内転筋は大腿骨粗線に強固に付着しているため剥離は注意して行う．

　深大腿動脈は長内転筋の下，大腿骨後面付近を走行しており，大腿骨を盲目的に切断すると思わぬ血管損傷で予定外の出血に悩まされることがある．
　安全な大腿骨切断のため骨膜を全周性に切開，剥離し十分なスペースを展開する必要がある．
　大腿二頭筋や大内転筋により大腿骨部の視野展開が不十分であれば後方皮弁の皮膚切開を必要分だけ追加で行い大腿二頭筋，大内転筋を電気メスで切開する．
　十分な展開が得られたら大腿骨と骨膜に付着する筋群の剥離に入る（図 4）．骨膜の処理は骨膜剥離子を用いてもよいが，我々は先端をニードルタイプにかえた電気メスで骨膜筋体を一塊に剥がしている．長内転筋と内側広筋間は強く結合しており，大腿骨粗線に付着している．そのため長内転筋付近の剥離で深大腿動脈の損傷が起きやすいため骨膜剥離子や電気メスの方向に十分に注意する．
　骨が全周性に剥離されたら筋鉤を挿入し，下の深大腿動静脈を損傷しないようにしながらボーンソーで切断する．可能であればこのタイミングで骨の切断面のアライメントをボーンソーで整えておく．
　深大腿動静脈を同定しそれぞれ 3-0 絹糸結紮切断する．なおここでも動脈は二重結紮しておく．
　後方皮弁の皮膚切開を行い，ハムストリング群を切開する．外側から切開し大腿二頭筋を切断すると坐骨神経が同定される．可及的に中枢側で切断する．
　重要な動静脈，神経の切断が終了した後，残るハムストリング筋，内転筋群を電気メスで切断する．

C．閉　創
　生理食塩水で十分に洗浄し骨片などを除き，再度止血を行う．
　筋縫合は骨断端に行わず内外側，前後側の対立する筋肉を 3-0 Vicryl®で縫合している．具体的には内外側では内転筋群および薄筋と外側広筋および大腿筋膜張筋を縫合し前後側では大腿直筋，内側広筋および縫工筋とハムストリング筋を縫合する（図 5）．
　しかし，上記縫合で縫合時の緊張が強い場合は，縫合不全の回避を第一とし骨断端の筋被覆が行えるようにしている．義足に備えて通常行われる myodesis や myoplasty は行わない．サクション

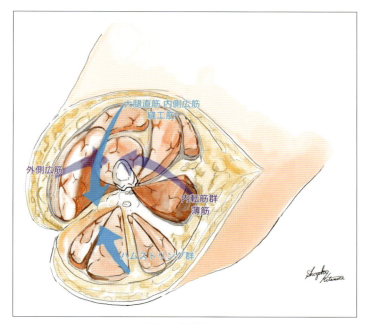

図 5. 筋層縫合
内外側では内転筋群および薄筋と外側広筋および大腿筋膜張筋を縫合し,前後側では大腿直筋,内側広筋および縫工筋とハムストリング筋を縫合する.

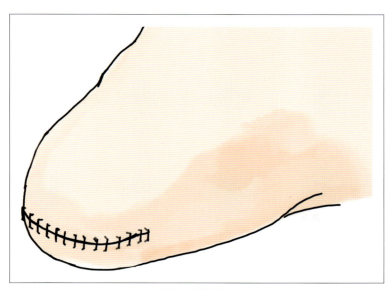

図 6. 閉創図

ドレーンを筋下ないし皮下に留置する.
　皮膚縫合は key suture のみ皮下縫合を行い,創縁が外反するよう留意してステープラーで閉じている.
　ドレッシングは虚血肢のため過度な圧迫を避けるように包帯で柔らかく包むソフトドレッシングとしている[13)〜15)].

3. 術　後

　ドレーンは出血の程度によるが術後 3〜5 日程度で抜去している.また,抜鉤は術後 3 週間後に創面の癒合に応じて行っている.

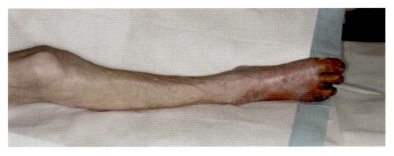

図 7.
術前写真
趾尖部潰瘍を認め大腿部で SPP 40 mmHg であった.

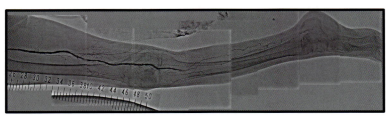

図 8.
EVT 施行時
EVT 施行後も膝窩動脈遠位側から末梢が狭窄している.

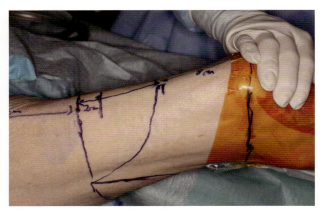

図 9. デザイン
前後茎の fish mouth のデザインを行った. 閉創に支障がないよう長めの皮弁長としている.

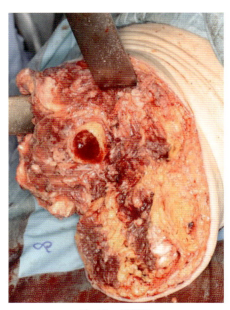

図 10. 離断時
筋鉤により内転筋群が前方皮弁に牽引されている.

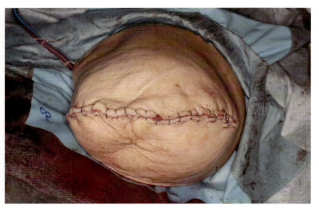

図 11. 縫合
術後 3 週間で抜鉤施行した.

代表症例

90 歳, 女性. 基礎疾患に糖尿病および糖尿病性腎症による慢性血液維持透析を行っている. もともとの ADL, 全身状態を配慮し, 高位切断の方針とし EVT 施行後に大腿切断術を予定した.

まとめ

PAD, 特に CLI 患者に対して我々が行ってい

る大腿切断術の方法を紹介した．

　CLI 患者は治療に理解が乏しい場合も多く，治療に十分な協力が得られない場合や患肢の加療が本質的な生活改善につながらないこともままあり得る．患者家族の心理的，社会的背景の理解や把握に努め，糖尿病内科，循環器内科，リハビリテーション科など他科との連携に加えて，かかりつけ医，訪問看護師を含めた地域医療従事者との連携を十分に行い加療していく必要があると考える．

参考文献

1) 日本循環器学会ほか：3.3 重症下肢虚血（CLI）を有する患者．末梢閉塞性動脈疾患の治療ガイドライン（2015 年改訂版）．31-43，2015．
2) 青木　恵ほか：下肢壊死に対する下肢切断術の治療成績．東日本整災会誌．**26**：207-211，2014．
3) 金澤和貴ほか：虚血性壊死に対する下肢切断の治療成績の検討．整外と労災．**55**(4)：444-447，2006．
4) 及川道雄ほか：透析患者の大腿または下肢切断の治療成績の検討．中部労災誌．**45**：631-632，2002．
5) Mills, J.L. Sr., et al.：The Society for Vascular Surgery Lower Extremity Threatened Limb Classification System：risk stratification based on wound, ischemia, and foot infection（WIfI）．J Vasc Surg. **59**：220-234, e1-e2, 2014.
6) Adera, H.M., et al.：Prediction of amputation wound healing with skin perfusion pressure. J Vasc Surg. **21**(5)：823-828, 1995.
7) Castronuovo, J.J. Jr., et al.：Skin perfusion pressure measurement is valuable in the diagnosis of critical limb ischemia. J. Vasc Surg. **26**(4)：629-637, 1997.
8) 塚本祐也ほか：重症虚血肢（CLI）患者の下肢切断術に対し皮膚灌流圧（SPP）測定を用いた術前評価の検討．整形外科と災害外科．**66**(2)：379-382，2017．
9) 実践臨床麻酔マニュアル総論．竹内　護，堀田訓久（編）．中外医学社，2014．
10) 見て知るリハビリテーション医学．柳澤信夫（監）．丸善出版，2014．
11) 在宅医療と訪問看護・介護のコラボレーション 改訂 2 版．前川厚子（編）．オーム社，2014．
12) Gottschalk, F.：Transfemoral amputation. Clin Orthop Res. **361**：15-22, 1999.
13) 赤居正美：各論 I．腫瘍および切断術 5．大腿切断術（含：膝離断術）．整形外科手術クルズス改訂第 2 版．中村耕三（監）．南江堂，77-82，2007．
14) 鰐淵康彦　安達秀雄（訳）：第 16 章　大腿の血管．重要血管のアプローチ 外科医のための局所解剖アトラス 第 3 版．428-448，メディカル・サイエンス・インターナショナル，2014．
15) 寺山和雄：6 大腿部の手術に必要な外科解剖．整形外科医のための手術解剖学図説 第 4 版 485-493 寺山和雄（監）．南江堂，2011．
16) 星地亜都司：総論 2．合併症の予防と周術期管理 F．透析患者の周術期管理．整形外科手術クルズス改訂第 2 版．中村耕三（監）．28-29，南江堂，2007．

好評書籍

絵でみる最新足診療エッセンシャルガイド

編集 帝京大学教授 **高尾 昌人**
B5判・274頁　定価（本体価格 7,000円＋税）

足の専門医・専門家が、足の診療にかかわる様々な分野の方々にお届けする、『Standard』『New trends』そして『Author's recommendation』。多彩なイラストで、図表を辿るだけでもわかりやすい内容となるようまとめられた一冊。

＜主な項目＞
1.「足」を診る
足の構造とはたらき／歩くことの意義と理想的な歩行／これだけはやるべき問診・視診・触診のコツ／画像診断のポイント（スタンダードな診断法からニュートレンドまで）／内視鏡（関節鏡）の応用／足の異常が身体の他の部位におよぼす影響／足の診療へのバイオメカニクスの応用

2.「足」を治す
＜日常診療でよくみる足関節・足部の外傷＞
靱帯損傷／骨軟骨損傷／アキレス腱断裂／その他の腱の外傷／足関節果部骨折／踵骨骨折／ピロン骨折／リスフラン関節・ショパール関節の外傷／中足部・前足部の外傷／疲労骨折
＜日常診療でよくみる足関節・足部の障害＞
外反母趾と内反小趾／成人の扁平足障害／変形性関節症／過剰骨障害／アキレス腱障害／足底腱膜炎／リウマチ足／末梢神経障害／先天性足部障害／骨・軟部腫瘍／皮膚の障害／爪の障害
＜特徴からみた足の障害＞
子どもに多くみられる足の障害／女性に多くみられる足の障害／スポーツ選手に多くみられる足の障害

3．予防とケア
靴による足の障害と靴の正しい選びかた（① 靴による足の障害 ② 靴の正しい選びかた（シューフィッティング）／インソールと足の装具／足の切断を回避するためには（糖尿病足）

全日本病院出版会　〒113-0033 東京都文京区本郷 3-16-4　Tel：03-5689-5989
http://www.zenniti.com　Fax：03-5689-8030

◆特集/戦略としての四肢切断術

股関節離断術

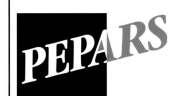

渡邉　英明*

Key Words：股関節離断術(hip disarticulation)，腫瘍(tumor)，感染(infection)，外傷(trauma)，虚血(ischemia)，切断(amputation)，皮弁(flap)

Abstract　股関節離断術は下肢切断術の中でも稀な手術であり，しかも術後合併症率が高いため，安易に行う手術ではない．股関節離断術を行う際には，出血量を増やさないために股関節周囲の解剖を熟知していなければならない．股関節周囲の筋は浅・深層そして前・内側・後内側・外側・後外側・後面と分けて考えるとわかりやすく，この順番で手術を行う．この稿では Boyd による Anatomic disarticulation of the hip の手術について述べる．術後創離開や感染などの合併症が多いため，術後皮弁の安静を保つために，固定法や縫合法の工夫などが必要である．

はじめに

　股関節離断術は，下肢切断術の約 0.5%[1]と稀であり，主に下肢の腫瘍，感染，外傷および虚血で使われる手術である．18 世紀頃から始められたこの手術は，当初術後死亡率や合併症率が高かったが，その後の医学の進歩により，術後死亡率は徐々に減少していった[2]．しかし，稀な手術手技であることからかいまだ術後合併症率は高く[3]，下肢切断術の中で最も難しい手術である．よって，切断術であるからと安易に手術を行うことは避けた方がよい．この稿では，最初に股関節周囲の解剖を述べ，次に Boyd による "Anatomic disarticulation of the hip"[4)～7)]の手術手技について述べる．

股関節周囲の解剖

　股関節離断術を行う際には，出血量を増やさないために股関節周囲の解剖を熟知していなければならない．筋は浅層と深層に分けると理解しやすい．この浅層と深層の間に重要な大腿動静脈と神経や坐骨神経がある．ただし，例外として閉鎖動静脈と神経は閉鎖管を出た後，恥骨筋の深層の外閉鎖筋で 2 枝に分かれ，前肢は長内転筋深層と短内転筋浅層の間を，後枝は短内転筋深層と大内転筋浅層の間を走行する．

1. 浅　層

　浅層には骨盤から大腿骨骨幹部とその遠位に付着する筋がある．A. 前面，B. 内側面，C. 後内側面，D. 外側面，E. 後外側面に分けるとわかりやすい．Boyd による股関節離断術もこの順番で切離する．股関節離断術では，大腿筋膜張筋と大殿筋以外の浅層の筋を全て起始部から切除する(表 1)．

A. 前　面
縫工筋，大腿直筋

B. 内側面
長内転筋，短内転筋，薄筋

C. 後内側面
大内転筋，小内転筋，半腱様筋，半膜様筋，大腿二頭筋

D. 外側面
大腿筋膜張筋

E. 後外側面
大殿筋

---

* Hideaki WATANABE, 〒329-0498　下野市薬師寺 3311-1　自治医科大学とちぎ子ども医療センター小児整形外科，准教授

表 1.

	浅層の筋	支配神経・動静脈	栄養動脈	切離部
前面	縫工筋	大腿	大腿**	上前腸骨棘
	大腿直筋	大腿	大腿**	下前腸骨棘
内側面	長内転筋	閉鎖	閉鎖*	恥骨結節
	短内転筋	閉鎖	閉鎖*	恥骨結節
	薄筋	閉鎖	内側大腿回旋**	恥骨結節
後内側面	大内転筋	閉鎖・脛骨	閉鎖*	坐骨結節
	小内転筋	閉鎖	閉鎖*	坐骨結節
	半腱様筋	脛骨	下殿*	坐骨結節
	半膜様筋	脛骨	大腿深**	坐骨結節
	大腿二頭筋	脛骨・総腓骨	下殿*・膝窩**	坐骨結節
外側面	大腿筋膜張筋	上殿	上殿*	皮切に沿って
後外側面	大殿筋	下殿	上殿*・下殿*	大腿骨殿筋粗面または皮切に沿って

* 内腸骨動脈の分枝
**外腸骨動脈→大腿動脈の分枝

表 2.

	深層の筋	支配神経	栄養動脈*	切離部
前面	腸腰筋	腰神経叢・大腿	腸腰	大腿骨小転子
内側面	恥骨筋	閉鎖・大腿	閉鎖	恥骨上枝
	外閉鎖筋	閉鎖	閉鎖	大腿骨転子窩
外側面	中殿筋	上殿	上殿	大腿骨大転子
	小殿筋	上殿	上殿	大腿骨大転子
後面	大腿方形筋	下殿・仙骨神経叢	下殿	大腿骨転子部
	内閉鎖筋	仙骨神経叢	上殿	大腿骨転子窩
	上双子筋	仙骨神経叢	下殿	大腿骨転子窩
	下双子筋	仙骨神経叢	下殿	大腿骨転子窩
	梨状筋	仙骨神経叢	上殿・下殿・外側仙骨動脈	大腿骨転子窩

*内腸骨動脈の分枝

2. 深層

深層には骨盤から大腿骨骨幹部より近位に付着する筋がある. A. 前面, B. 内側面, C. 外側面, D. 後面に分けるとわかりやすい. 浅層と同様にBoyd による股関節離断術もこの順番で切離する. 股関節離断術では, 恥骨筋のみ起始部から切除する(表2).

A. 前面
腸腰筋

B. 内側面
恥骨筋, 外閉鎖筋

C. 外側面
中殿筋, 小殿筋

D. 後面
大腿方形筋, 内閉鎖筋, 上双子筋, 下双子筋, 梨状筋

股関節離断術

股関節離断術には様々な手技があるが[2,4〜8], この稿では Boyd による Anatomic disarticulation of the hip[4〜7]の手術手技について述べる. この Boyd の手術は, それまで行われていた筋を切断レベルで切離した手術ではなく, 術中の出血を減らすために, 深層の筋と浅層の一部の筋をその起始部で切離した手術である.

1. 適応

下肢の腫瘍, 感染, 外傷および虚血で, 大腿骨小転子より近位で切断しなければならない症例である[9].

2. 体位

原著[4〜7]では側臥位で行うと記載しているが, 筆者は上前腸骨棘を真上とした半側臥位で行っている.

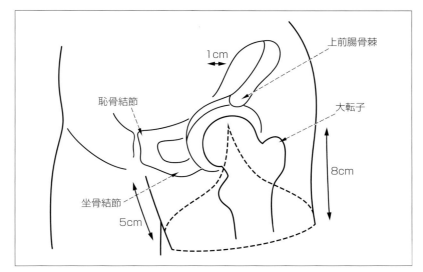

図 1.

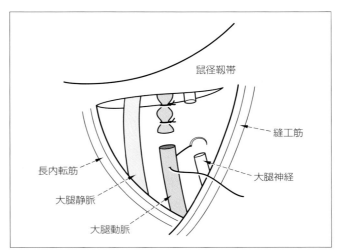

図 2.

3. 皮膚切開

　原著では上前腸骨棘の真上から皮膚切開を行っているが，筆者は創の下に上前腸骨棘の骨が見えるのを避けるために，上前腸骨棘の 1 cm 内側から皮膚切開を行っている．内側は恥骨結節と坐骨結節の 5 cm 尾側まで，外側は大腿骨大転子部の 8 cm 尾側まで，ラケット状に皮膚を切開する（図 1）．この時に後内側の皮弁が足りないと，創を覆えずに感染の原因となるため，後内側の皮弁を少し多めに残すことが重要である．皮膚切開とともに同レベルで，浅大腿筋膜（皮下組織）と深大腿筋膜（筋膜）を切開する．

4. 大腿動静脈および神経の切離

　全周性に皮膚と浅大腿筋膜（皮下組織）と深大腿筋膜（筋膜）を切開したら，鼠径靱帯を同定し，その尾側にある大腿動静脈と神経を同定し切離する．大腿動静脈は，大腿深動静脈が分枝するより近位で結紮・切離する．切断後残存筋の栄養動脈は，全て内腸骨動脈からの分枝する動脈で保たれているために，この大腿動脈を切離しても残存筋に栄養障害は生じない（切除する縫工筋，大腿直筋，薄筋，半膜様筋は大腿動脈から栄養される）（表 1, 2）．動静脈の切離に対して，筆者は縫合糸の脱転による出血を防ぐために，transfixation suture（縫合結紮）を交えた 2 重結紮後切離を行っている．神経は頭側まで十分剝離後，結紮は行わず，最頭側部で局所麻酔剤を注入後メスで鋭利的に切離している（図 2）．

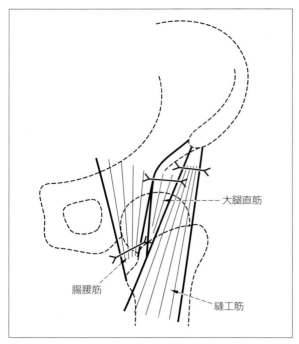

図 3.

5．前面の筋切離

 縫工筋を上前腸骨棘から骨膜(小児の場合は軟骨)を残すようにできるだけ起始部から切離し，尾側に翻転する．その後，内下方に腸骨の骨膜を残すように展開し，大腿直筋を下前腸骨棘から同様に切離し，尾側に翻転する．次に股関節を屈曲外転外旋させて，腸腰筋を小転子部から同様に切

離する(図3)．腸腰筋を切離すると，内側の視野が開ける．

6．内側面の筋切離，閉鎖動静脈および神経の切離

 次に恥骨上肢から恥骨筋を，恥骨結節から長内転筋，短内転筋，薄筋を同様に切離し，尾側に翻転する．短内転筋を翻転すると，頭側の外閉鎖筋から閉鎖動静脈と神経の前・後枝が，短内転筋を挟むように走っている(図4)．このレベルで前・後枝の動静脈は2重結紮後切離を行い，神経は頭側まで十分剝離後，結紮は行わず，最頭側部で局所麻酔剤を注入後メスで鋭利的に切離する．この閉鎖動静脈を外閉鎖筋より近位まで剝離し，結紮後切離を行うと，外閉鎖筋の栄養動脈が障害されるだけでなく，結紮が失敗した時に血管が閉鎖管のなかに迷入してしまい，出血のコントロールが難しくなるため注意が必要である．更に股関節を屈曲外転外旋させて，外閉鎖筋を大腿骨転子窩で切離する．

7．後内側面の筋切離

 更に股関節を外転させて，大内転筋，小内転筋，半腱様筋，半膜様筋，大腿二頭筋を坐骨結節部から同様に切離して尾側に翻転する(図5)．大腿二

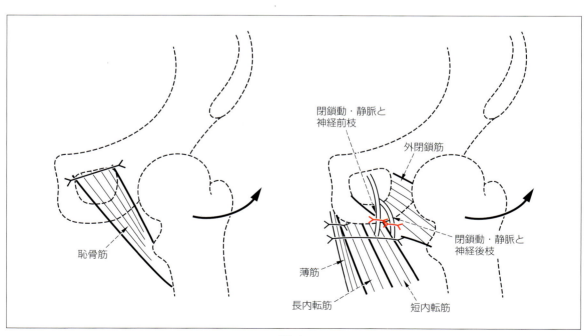

図 4.

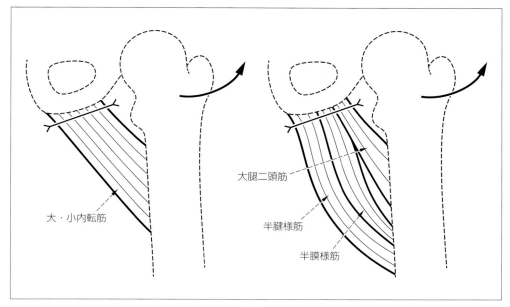

図 5.

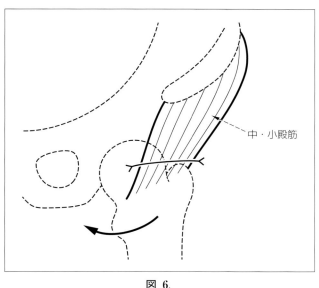

図 6.

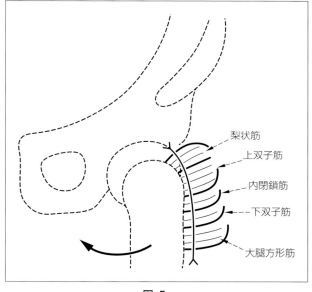

図 7.

頭筋を切離すると外側に坐骨神経が見えてくる．

8．外側面の筋切離
股関節を屈曲内転内旋して，大腿筋膜張筋を皮膚切開と同じレベルで切離し，中殿筋と小殿筋を大転子部から切離する(図 6)．

9．後外側面の切離
さらに股関節を屈曲内転内旋して，大殿筋を大腿骨殿筋粗面または皮膚切開と同じレベルで切離する．大殿筋の深層に坐骨神経とその伴走動静脈がある．伴走動静脈は 2 重結紮後切離し，坐骨神経は頭側まで十分剝離後，結紮は行わず，最頭側部で局所麻酔剤を注入後メスで鋭利的に切離する．

10．後面の筋切離
更に股関節を屈曲内転内旋させて，大腿方形筋，内閉鎖筋，上双子筋，下双子筋，梨状筋を大転子部から切離する(図 7)．

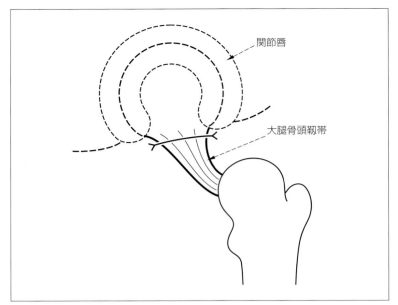

図 8.

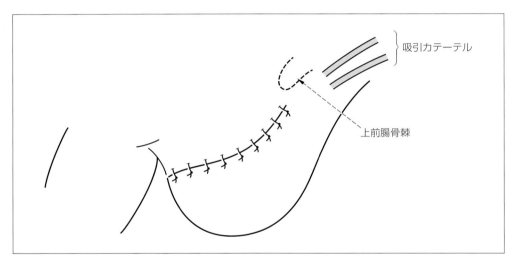

図 9.

11. 股関節の切離

股関節のために見えにくく，後外側面や後面の筋切離が行いにくい時には，先に股関節の切離を行ってから行う．関節包を臼蓋付着部から切除する．関節包を残すと，滑膜が残るために関節液が貯留し，感染の原因となるため，関節包は関節唇も一部含めて十分に切除する（関節包は関節唇につながっている）．大腿骨頭靱帯も臼蓋底から切離する（図 8）．これで股関節が離断となる．

12. 筋・深大腿筋膜（筋膜）の縫合

吸引カテーテルを臼蓋前に置き，臼蓋を覆うように外閉鎖筋と中・小殿筋を縫合する．また，これと交わるように腸腰筋と大腿方形筋・内閉鎖筋・上双子筋・下双子筋・梨状筋を縫合する．その後吸引カテーテルをもう 1 本置いて，大殿筋・大腿筋膜張筋と鼠径靱帯・恥骨上枝上の深大腿筋膜（筋膜）・恥骨結節上の深大腿筋膜（筋膜）・坐骨結節上の深大腿筋膜（筋膜）を縫合する．この皮弁は最終的に縦の縫合線となる．この縫合は，創離開が生じやすいため，筆者は非吸収性の太い縫合糸を使って縫合している．

13. 浅大腿筋膜（皮下組織）・皮膚の縫合

浅大腿筋膜（皮下組織）が厚いようであれば，死腔を減らすために皮下に吸引カテーテルを置き，浅大腿筋膜（皮下組織）を縫合する．皮膚は症例により，真皮縫合のみか，皮膚縫合のみを行ってい

る(図 9).

14. 後療法

原著では後療法について,吸引カテーテルを 24～36 時間で抜去することしか書かれていない.筆者は,術後創離開が多いので,子供であれば体幹から患肢までの single hip spica cast を,成人であれば体幹から患肢までの弾性包帯を使用し,最長 2 週間固定している.また吸引カテーテルは臼蓋からの滲出が多いことがあるので,最小限になるまで最長 1 週間留置している.

股関節離断術後,最も問題となるのは装具である.最近では症例を選べば使用できる症例が多いという報告[10]もあるが,実際はその労力が大きいために使用できる症例は少なく,そのほとんどが片脚立位による松葉杖歩行か車いす生活になることが多い[11].

股関節離断術の pitfall

縫合部位は,創離開しやすく,感染の原因となりやすい.その安静を保つために,ギプスや弾性包帯を使用した固定法や外側アプローチ[8]による横の縫合線にする縫合法の工夫などが必要である.

感染,外傷や虚血では,切断部より頭側まで筋の病変や損傷が及んで正常に機能していない筋であることがある.正常に機能していない筋は切除した方がよいが,見た目ではわからない.この時筋の断端部を軽く叩くことで,筋の収縮が見られれば,正常に機能している筋であると判断することができ,判別することができる.

参考文献

1) Dillingham, T. R., et al.：Limb amputation and limb deficiency：epidemiology and recent trends in the United States. South Med J. **95**：875-883, 2002.
2) Wakelin, S. J., et al.：Hip disarticulation—the evolution of a surgical technique. Injury. **35**：299-308, 2004.
3) Moura, D. L., Garruco, A.：Hip disarticulation—case series analysis and literature review. Rev Bras Orthop. **52**：154-158, 2017.
4) Boyd, H. B.：Anatomic disarticulation of the hip. Surg Gynecol Obstet. **84**：346-349, 1947.
   Summary　Boyd の手術の原著論文である.股関節離断を行う際には,一度精読していただきたい.
5) Sugarbacker, P. H., Chretien, P. B.：A surgical technique for hip disarticulation. Surgery. **90**：546-553, 1981.
6) Mihalko, M. J.：Amputations of the hip and pelvis. Campbell's Operative Orthopaedics. 12th ed. Canale, ST., et al., ed. 651-658, Elsevier, Philadelphia, 2013.
7) Terrell, D. B.：Hip disarticulation. Operative Techniques in Orthopaedic Surgery. Vol 2. Wiesel, S. W., ed. 1911-1916, Lippincott Williams & Wilkins, Philadelphia, 2001.
8) Lackman, R. D., et al.：Hip disarticulation using the lateral approach：a new technique. Clin Orthop Relat Res. **392**：372-376, 2001.
9) Shea, J. D.：Surgical techniques for lower extremity amputation. Orthop Clin North Am. **3**：287-301, 1972.
10) Kralovec, M. E., et al.：Prosthetic rehabilitation after hip disarticulation or hemipelvectomy. Arch Phys Med Rehabil. **94**：1035-1040, 2015.
11) Nowroozi, F., et al.：Energy expensiture in hip diarticulation and hemipelvectomy amputees. Arch Phys Med Rehabil. **64**：300-303, 1983.

◆特集／戦略としての四肢切断術

断端形成術におけるマイクロサージャリーの経験

上田　和毅*

Key Words：マイクロサージャリー(microsurgery)，遊離皮弁移植(free flap transfer)，四肢断端形成(stump plasty of the extremities)

Abstract　大腿部断端に遊離広背筋皮弁を移植し，義足装着に適した断端を作成して義足装着を可能にした症例を提示した．マイクロサージャリーの技術は，四肢の潰瘍の修復に用いられるばかりではなく，四肢断端形成術においても機能的によりよい断端部の形状を確保するためには有用であり得ると思われる．

　断端形成術において問題となるのは，患肢が短くなることと断端近くに複雑な瘢痕ができることである．前者は組織不足により，後者は切断部近傍に皮弁が作成されることが多いことによる．マイクロサージャリーを利用すればその両者を回避することができる．皮弁の知覚が低いことが懸念されるが，義足の荷重点をより中枢に置くことによって対処できる．

　症　例：10 歳，男児
　主　訴：大腿部断端皮膚潰瘍
　現病歴：交通事故にて大腿中央部を車に轢かれた．出血は厳重に制御されて創部は開放のまま管理され，1 か月後，当科に紹介された．初診時，骨断端は赤い良性肉芽に覆われていたが，約 10×20 cm の皮膚欠損があった(図 1)．

　単なる断端形成や植皮では前述のような問題点が生じると思われたので，遊離広背筋皮弁を移植することとした．腹直筋皮弁では到達距離が足らず歩行への影響が心配されたので，遊離広背筋皮弁を選択した．

　10×20 cm 大の皮島を付けた広背筋皮弁を左背部より採取し(図 2)，その栄養血管を深大腿動静

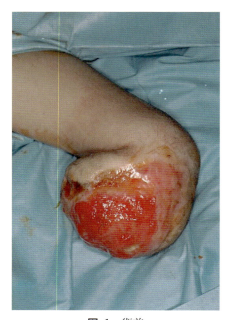

図 1．術前

---

* Kazuki UEDA，〒963-8585　郡山市駅前 1-1-17　公益財団法人湯浅報恩会 寿泉堂綜合病院 形成外科，主任部長

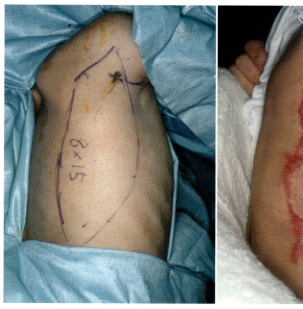

図 2.
広背筋皮弁のデザイン(a)と採取後(b；遊離植皮後)

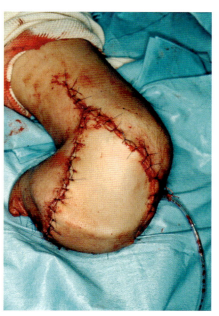

◀図 3.
遊離広背筋皮弁移植後
大腿深動静脈の分枝に吻合部された.

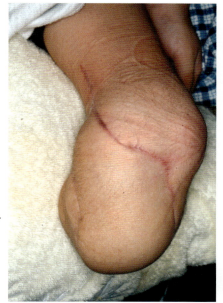

図 4. ▶
術後 6 か月
膝下 10 cm の断端長が確保され，義足歩行が可能となった.

脈の分枝と吻合した(図3)．皮弁は問題なく生着し，断端長は保たれたまま義足装着が可能となり，自力歩行も可能となった(図4)．

考 察

断端部に遊離組織移植を行うことは以前から一般的である[1)~7)]．糖尿病や腫瘍切除後の潰瘍部を遊離皮弁で被覆し，結果として患肢を救済することもよく行われる[8)9)]．末梢動脈疾患(PAD)を有する症例に対しては適当な栄養血管の不足から適用できる症例はまだ限定的であるが[10)]，マイクロサージャリーは断端形成の方法としても，四肢救済の方法としても，今日不可欠な方法であると言える．四肢断端形成にマイクロサージャリーを用いる目的は，機能的な義肢装着のための患肢の延長と断端周辺の瘢痕の適正配置である．マイクロサージャリーを用いた組織移植によって，脚長が単なる断端形成に比べて最低 5 cm は伸び，義肢

の荷重部の選択肢が広がる．義肢に合わせて後日，断端を形成することも容易となる．

使用すべき皮弁としては広背筋皮弁のほかに，腹直筋皮弁，肩甲皮弁，広背筋穿通枝皮弁，腹直筋穿通枝皮弁が考えられる．容量が適当であることや血管柄が長いことから当時，症例では広背筋皮弁を選択したが，筋力の温存という観点からは広背筋穿通枝皮弁の方がよいかもしれない．

マイクロサージャリーと四肢切断術とを併用することにより，脚救済に至らなくとも，よりよいQOLに達することは可能であると考える．

参考文献

1) Lim, S. Y., et al. : Lower extremity salvage with thoracodorsal artery perforator free flap in condition of symmetrical peripheral gangrene. Bio Med Res Int. **18** : 1-8, 2018.
2) Kasabian, A. K., et al. : The role of microvascular free flaps in salvaging below-knee amputation stumps : a review of 22 cases. J Trauma. **31** : 495-500, 1991.
3) Pérez-García, A., et al. : Free microvascular rotationplasty with nerve repair for rhabdomyosarcoma in a 18-month-old patient. Microsurgery. **37**(4) : 344-347, 2017.
4) Erdmann, D., et al. : Microsurgical free flap transfer to amputation sites : indications and results. Ann Plast Surg. **48**(2) : 167-172, 2002.
5) Fasano, D., et al. : Role of microvascular free flaps in the treatment of amputation stumps. Ann Ital Chir. **67**(1) : 65-68 ; discussion 69, 1996.
6) Frykman, G. K., Jobe, C. M. : Amputation salvage with microvascular free flap from the amputated extremity. J Trauma. **27** : 326-329, 1987.
7) Khouri, R. K., Shaw, W. W. : Reconstruction of the lower extremity with microvascular free flaps : a 10-year experience with 304 consecutive cases. J Trauma. **29** : 1086-1094, 1989.
8) Eskelinen, E., et al. : Successful foot salvage with microvascular flaps in diabetic patients. Scand J Surg. **104** : 103-107, 2015.
9) Viñals, J. M., et al. : Indications of microsurgery in soft tissue sarcomas. J Reconstr Microsurg. **28** : 619-625, 2012.
10) Meyer, A., et al. : Results of combined vascular reconstruction and free flap transfer for limb salvage in patients with critical limb ischemia. J Vasc Surg. **61** : 1239-1248, 2015.

新刊

イラストからすぐに選ぶ 漢方エキス製剤処方ガイド

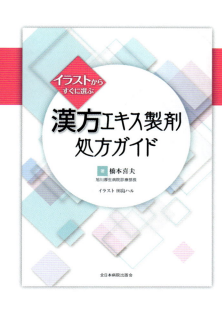

著：橋本喜夫　旭川厚生病院診療部長　イラスト：田島ハル
2018年4月発行　B5判　280頁　定価(本体価格 5,500円+税)

構成生薬は？ その効能は？ 方剤選択のポイントは？ 重要な所見は？

これから漢方エキス製剤の処方を学びたい方でも、イラスト、重要な生薬効能、そして全256症例の紹介で、簡単に理解を深めることができます。
用語解説付きですぐに役立つ、すべての医師必携の一冊です！

目次（一部）

[1] 葛根湯
　　汗の出ない感冒，上半身の疼痛，上半身の炎症に使用せよ
[2] 葛根湯加川芎辛夷
　　蓄膿症や鼻閉感に使用すべき
[3] 乙字湯
　　痔疾患なら第一選択
[5] 安中散
　　胃の痛みや生理痛に使用すべし
[6] 十味敗毒湯
　　これといった特徴のない湿疹・蕁麻疹には第一選択
[7] 八味地黄丸
　　腎虚（老化）と思ったらまず第一選択に
　　……(全128製剤)
本書を読むために（理解を深めるために）
テクニカルターム（用語）解説
漢方エキス製剤索引・生薬名一覧

全日本病院出版会
〒113-0033　東京都文京区本郷 3-16-4　Tel：03-5689-5989
http://www.zenniti.com　　　　　　　　Fax：03-5689-8030

◆特集/戦略としての四肢切断術

骨盤周囲の巨大褥瘡に対する total thigh flap の適応とその実際

佐藤　佑樹[*]

Key Words：褥瘡(pressure sore)，デブリードマン(debridement)，下肢切断(lower limb amputation)，総大腿皮弁(total thigh flap)，骨抜き皮弁(fillet flap)

Abstract　近年，褥瘡の発生率は年々減少傾向にあるが，時に巨大仙骨部褥瘡，化膿性股関節炎，壊死性筋膜炎後の巨大欠損など治療に難渋する例もある．Total thigh flap は大腿部から大腿骨を除去して作成する骨抜き皮弁であり，侵襲の大きい手技ではあるが，巨大欠損部を被覆する方法としては有用である．当科で経験した症例を元に手術の実際，注意点などを記載する．Total thigh flap の主な栄養血管は外腸骨動脈から分岐する大腿動脈と深大腿動脈である．これらを損傷せずに皮弁挙上するため，大腿外側から膝窩にかけて皮膚切開を行い，膝窩部で膝窩動脈，脛骨神経および総腓骨神経を同定して結紮切離する．外側広筋と大腿二頭筋の間を剝離して大腿骨に到達し，骨膜下で剝離を進める．大腿骨を除去したら，皮弁の血流を確認し，十分デブリードマンと洗浄を行い閉創する．手術時間も長く，出血量も多い手技であるため，事前に患者の全身状態を改善させてから手術に臨むことが重要である．

はじめに

　近年，褥瘡の予防が重視され，褥瘡の発生率は年々減少傾向にあり[1]，また発生したとしても軽度の褥瘡に留まることが多くなっている．しかし，時に巨大仙骨部褥瘡，化膿性股関節炎，壊死性筋膜炎後の巨大欠損など治療に難渋する例もある．Total thigh flap で巨大欠損部を被覆する手技は時として有用であり，手術適応，手術の実際，注意点を記す．

適　応

　殿部の巨大褥瘡であり，下肢以外に皮弁採取部がない場合である．なお，転子部褥瘡や坐骨部褥瘡から化膿性股関節炎や大腿骨骨髄炎にまで進展する場合があるが，重度の感染であっても腐骨除去と陰圧閉鎖療法（negative pressure wound therapy；NPWT）などの創傷管理で対応が可能であり，下肢の切断は不要である．

　褥瘡患者は何らかの基礎疾患を持つ場合がほとんどである．また，全身状態も不良である場合があり，下肢切断という侵襲の大きな手術を考慮する場合には慎重に判断する必要がある[2]．下肢は血液の貯蔵場所としての存在意義もあるほか，脊髄損傷患者においては坐位を保持するバランスのために必須であることも多く，切断は最後の手段とも考えることができる．しかしながら下肢切断によって早期に社会復帰できる可能性がある．この場合，下肢切断は相対的適応となるため，患者・家族とよく話し合い，手術自体のリスクやリハビリが成功するかなどをよく評価した上で切断術を選択する．

Total thigh flap

　Total thigh flap は大腿から大腿骨を除去して筋皮弁とする方法であり，1956 年に Georgiade らによって報告された骨抜き筋皮弁である[3]．股

---

[*] Yuki SATO, 〒980-8574　仙台市青葉区星陵町 1 丁目 1 番　東北大学医学部形成外科

関節から背部に至る広い範囲を血流のよい組織で被覆することができ，適応としては，股関節炎や大腿骨骨髄炎を伴う転子部周囲の広範な潰瘍，股関節や膝関節に重度の拘縮を伴う複数部位の潰瘍，骨盤に広範囲の骨髄炎を伴う潰瘍などが挙げられる．

Total thigh flap は広範囲の欠損を血流のよい組織で一期的に閉創することができるが，その反面侵襲は非常に大きい．Total thigh flap が必要となるほどの広範囲の褥瘡を有する患者では全身状態が不良なことが多く，デブリードマンや抗生剤治療を継続して，全身状態が改善したところで改めて手術を行うのがよい．手術前にCTAなどで大動脈下方の血流を確認して評価しておくことも重要である．また，術中に大量出血が予想されるため，術前に貧血の補正や輸血の準備を行っておく．

1．デザイン

Total thigh flap の主な栄養血管は外腸骨動脈から分岐する大腿動脈と深大腿動脈である．したがって皮弁挙上の際にはこれらの血管を損傷しないように操作を進めていく必要がある．褥瘡の部位にもよるが，神経血管束を皮弁内に温存するため，大腿外側から膝窩にかけて皮膚切開をデザインする．

2．手技の実際

大腿外側で皮膚切開を行い，大腿骨に沿って下方に皮膚切開を延長して膝窩まで切開を加える．外側広筋と大腿二頭筋の間を剝離して大腿骨に到達し，骨膜下で剝離を進める．これにより比較的出血を抑え，神経血管束の損傷なく皮弁挙上を行うことができる．膝窩動脈，脛骨神経および総腓骨神経を同定して結紮切離する．股関節周囲に骨髄炎を認めず，大腿骨頭や骨盤の切除を必要としない症例では，座位の際のバランスを保つため，大転子より8～12 cm大腿骨を温存する．大腿骨や骨盤の切除が必要な場合は，骨膜下剝離を大転子レベルまで拡大する．大殿筋停止部を大腿骨より外し，その他の殿筋群も内外側大腿回旋動脈などに注意しながら展開していく．脊髄損傷患者では筋肉が脂肪変性しており，同定困難な場合がある．股関節に到達したら，靱帯と関節包を切開し，外側に大腿骨頭を牽引することで大腿骨頭靱帯を確認できる．これを結紮切離して大腿骨を除去する．

大腿骨を除去したら，ICG（インドシアニングリーン）蛍光造影検査で皮弁の血流を確認してから閉創を行う．一期的に創閉鎖できることも total thigh flap の大きな利点であるため，血流の悪い部分はトリミングを行い，術後の創治癒遅延を起こさないように注意する．潰瘍部分は閉創前に十分デブリードマンと洗浄を行うことが重要である．我々の施設ではジェット洗浄を用いて，閉創前の洗浄を行っている．また，閉創の際には少なくとも2つ以上の陰圧閉鎖ドレーンを異なる層に留置する．ドレーンの抜去は術後4～6日を目安に行うのがよい[4]．

症　例

74歳，男性．殿部褥瘡，両側下肢壊死

事故による脊髄損傷(Th12)があり，褥瘡管理目的に人工肛門増設，右化膿性股関節炎に対して右股関節切除術を受けた．3年前から仙骨部褥瘡を認め，難治性のため当院紹介となった．初診時は右転子部の潰瘍，仙骨部の小潰瘍を認めたが，経過中に急速に両下肢壊死の出現，仙骨部褥瘡の悪化を認めた．仙骨部褥瘡は拡大し，殿部，坐骨部，両転子部に至る25×15 cm大の巨大褥瘡を認めた．造影CT検査で腎動脈直下の大動脈から両側総腸骨動脈まで閉塞を認めたが，外腸骨動脈以下は開存しており，側副血行路があると考えられた．血管外科で大動脈-両側外腸骨動脈ステント留置を行い，下肢血流を改善させた後，両下肢切断と殿部への植皮術を計2回行った．殿部の褥瘡はほぼ上皮化が得られたが，左下肢断端部の創離開をきたした．感染コントロールがつき，全身状態が落ち着いた段階で全身麻酔下に total thigh flap を左右別日程で施行した．大腿側面から下腿

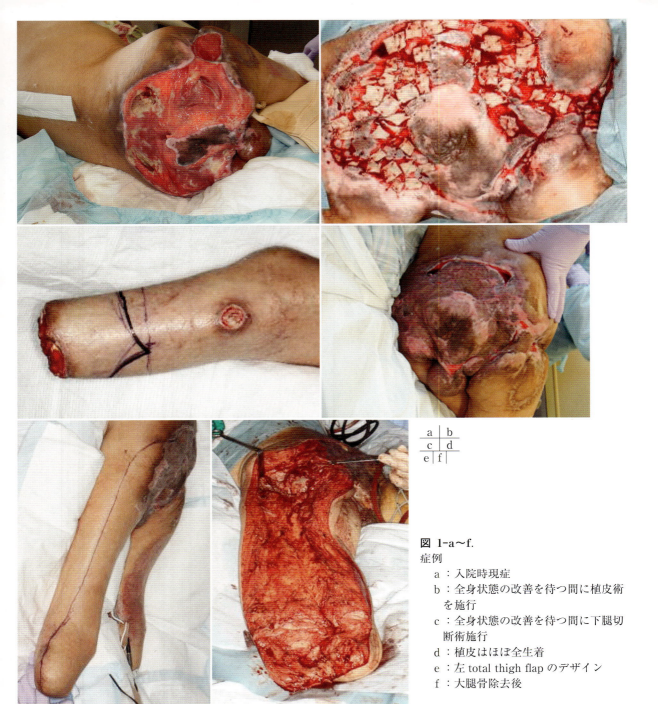

図 1-a〜f.
症例
　a：入院時現症
　b：全身状態の改善を待つ間に植皮術を施行
　c：全身状態の改善を待つ間に下腿切断術施行
　d：植皮はほぼ全生着
　e：左 total thigh flap のデザイン
　f：大腿骨除去後

外側に皮膚切開を行い，大腿骨，脛骨，腓骨，膝蓋骨を摘出して皮弁を挙上した．殿部は植皮部の脱上皮を行い，殿部正中まで皮弁で覆われるように縫合した．手術時間は 5 時間 28 分，出血量は 2,425 m*l* で MAP 12 単位，FFP 4 単位術中に輸血を行った．術後経過に問題なく，41 日後に対側も同様に total thigh flap を施行した．股関節部から大腿後外側，下腿断端まで皮膚切開を加え，大腿骨，脛骨，腓骨，膝蓋骨を摘出して皮弁を挙上した．殿部は植皮部と前回行った左 total thigh flap 先端が陥凹していたため，その部分も含めて脱上皮して，殿部正中よりやや左まで皮弁で覆わ

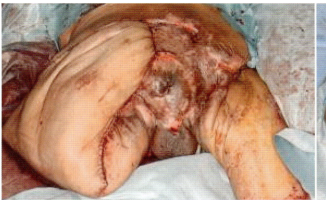
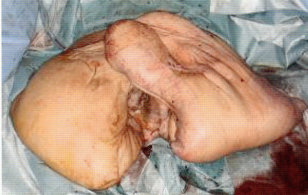
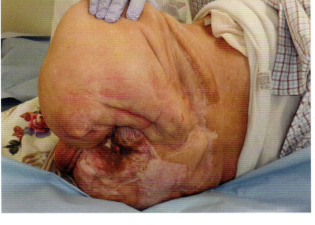

図 1-g〜i.
g：初回皮弁手術終了時
h：2回目手術（右 total thigh flap）終了時
i：術後3年

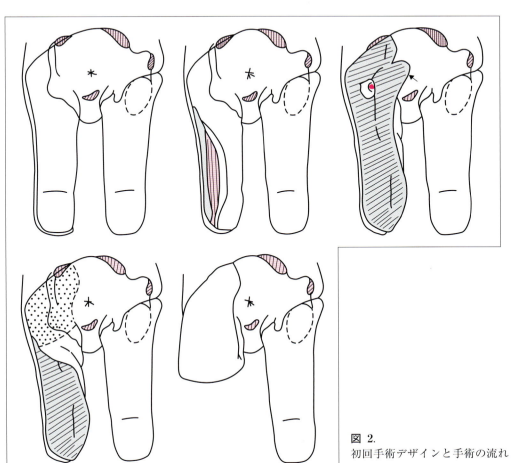

図 2.
初回手術デザインと手術の流れ

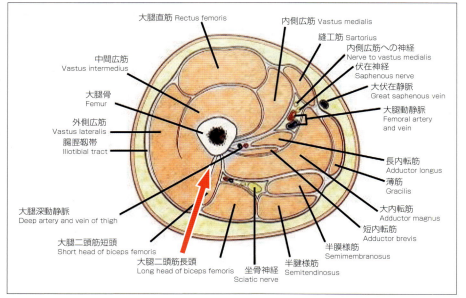

図 3.
大腿二頭筋短頭—外側広筋間より大腿骨に到達
(塩田浩平訳：グレイ解剖学アトラス 原著第 1 版. p. 296, エルゼビア・ジャパン, 2008. より引用)

れるように縫合した．手術時間は 3 時間 45 分，出血量は 1,008 m*l* で MAP 4 単位, FFP 4 単位輸血を行った．

術後経過は良好で，その後自宅退院となった．術後 3 年現在，坐位の保持は難しい状況であるが，褥瘡の再発を認めない．

おわりに

骨盤周囲の巨大褥瘡に対する total thigh flap の適応とその実際について記載した．Total thigh flap は巨大欠損部を被覆するために有用であるが，その反面，手術時間も長く，出血量も非常に多い．Total thigh flap はいわば最終手段であり，他の閉創手段が本当にないのか検討した上で，患者の全身状態が良好な状態で手術に臨むべきである．

参考文献

1) 日本褥瘡学会編：平成 24 年度日本褥瘡学会実態調査報告.
2) 市岡　滋，寺師浩人：足の創傷をいかに治すか. 184-189, 克誠堂出版, 2009.
3) Georgiade, N., et al.：Total thigh flaps for extensive decubitus ulcers. Plast Reconstr Surg. **17**(3)：220-225, 1956.
4) Georgiade, G. S., et al.：Total Thigh Flaps. Grabb's Encyclopedia of flaps, volume 3. 1619-1621, Lippincott Williams & Wilkins, 1990.

第36回日本頭蓋顎顔面外科学会学術集会

テーマ：形態　機能　そして美
会　期：2018年10月11日（木）・12日（金）
会　長：山本 有平（北海道大学形成外科教授）
Ｈ　Ｐ：jscmfs2018.jp
会　場：京王プラザホテル札幌
　　　　〒060-0005　札幌市中央区北5条西7丁目2-1
　　　　TEL：011-271-0111　FAX：011-271-1488
プログラム：
　・理事長・会長講演
　・特別講演
　・教育講演
　・教育パネルディスカッション
　・一般演題
　　　　　　　　　　　　　　　他（予定）
事務局：北海道大学医学部形成外科
　　　　〒060-8638　札幌市北区北15条西7丁目
　　　　TEL：011-706-6978　FAX：011-706-7827
　　　　E-mail：jscmfs2018@prs-hokudai.jp

第13回瘢痕・ケロイド治療研究会

会　期：2018年12月1日（土）
会　長：土佐泰祥（昭和大学医学部形成外科学講座, 准教授）
会　場：砂防会館 別館会議室 シェーンバッハ・サボー
　　　　〒102-0093　東京都千代田区平河町2-7-4
　　　　http://www.sabo.or.jp/index.htm
内　容：
シンポジウム1
瘢痕・ケロイド治療の最前「傷あとはどこまで治せるのか？」—現状と今後の展望—（一部指定・公募）
シンポジウム2
将来を見据えた瘢痕・ケロイド治療に関する臨床研究のアイデアと展望（一部指定・公募）

事務局：昭和大学藤が丘病院形成外科

第30回日本眼瞼義眼床手術学会

日　時：2019年2月16日（土）
会　長：今川幸宏（大阪回生病院眼科）
会　場：メルパルク大阪
　　　　〒532-0003　大阪市淀川区宮原4丁目2-1
　　　　TEL：06-6350-2111　FAX：06-6350-2117
テーマ：「機能美と形態美の融合」
HP：http://convention.jtbcom.co.jp/gigan30/index.html
事務局：
　大阪回生病院眼科
　〒532-0003 大阪市淀川区宮原1丁目6-10
運営事務局：
　株式会社JTBコミュニケーションデザイン
　ミーティング＆コンベンション事業部
　〒530-0001　大阪市北区梅田3-3-10
　梅田ダイビル4F
　TEL：06-6348-1391　FAX：06-6456-4105
　E-mail：gigan30@jtbcom.co.jp

第37回日本臨床皮膚外科学会総会・学術大会

会　期：2019年2月16日（土）～2月17日（日）
会　長：米田 敬
　　　　（藤田保健衛生大学坂文種報徳會病院　形成外科）
会　場：名古屋国際会議場
　　　　〒456-0036　名古屋市熱田区熱田西町1番1号
　　　　TEL：052-683-7711／FAX：052-683-7777
　　　　http://www.nagoya-congress-center.jp/
テーマ：改めて基本手技を大切に
　「手術器具や皮膚を始めとした組織ともっとお友達になるための独自の方法を共有しましょう」
参加費：医師：15,000円，医師以外・同伴者：5,000円
演題登録期間：2018年9月3日（月）～10月1日（月）（予定）
E-mail：jsds37@c.shunkosha.com
URL：http://www.jsds37.jp
主催事務局：
　藤田保健衛生大学坂文種報徳會病院　形成外科
　〒454-8509　名古屋市中川区尾頭橋三丁目6番10号
　TEL：052-321-8171／FAX：052-322-4734
運営事務局：
　株式会社春恒社　学術企画部
　〒169-0072　東京都新宿区大久保2-4-12
　新宿ラムダックスビル
　TEL：03-3204-0401／FAX：03-5291-2176

第45回日本医学脱毛学会

下記の要項で第45回日本医学脱毛学会を開催いたします．
多数の皆様方の演題発表とご参加をお願いいたします．
日　時：2019年2月24日（日）　9時～15時（予定）
場　所：沖縄県医師会館
　　　　〒901-1105　沖縄県南風原町字新川218-9
　　　　TEL：098-888-0087　FAX：098-888-0089
＜演題募集要項＞
1．申し込み方法
　演題名，所属，発表者，400字程度の抄録および連絡先をEmailまたはFAXにて下記へお申し込みください．
2．発表形式
　講演（講演時間5分予定）
　スライドは単写でPC持ち込みによる発表とします．
3．演題募集期間
　2018年11月1日～12月31日
4．申し込み，問い合わせ
　学会事務局　林原伸治（林原医院）
　〒683-0052　鳥取県米子市博労町4-360
　TEL：0859-33-2210　FAX：0859-33-3049
　Email：sh.prsc@gmail.com
学会HP
https://www.facebook.com/第45回日本医学脱毛学会-244962362763838/?modal=admin_todo_tour

FAXによる注文・住所変更届け

改定：2015年1月

　毎度ご購読いただきましてありがとうございます．
　読者の皆様方に小社の本をより確実にお届けさせていただくために，FAXでのご注文・住所変更届けを受けつけております．この機会に是非ご利用ください．

◎ご利用方法
　FAX専用注文書・住所変更届けは，そのまま切り離してFAX用紙としてご利用ください．また，注文の場合手続き終了後，ご購入商品と郵便振替用紙を同封してお送りいたします．**代金が5,000円をこえる場合，代金引換便とさせて頂きます．**その他，申し込み・変更届けの方法は電話，郵便はがきも同様です．

◎代金引換について
　本の代金が5,000円をこえる場合，代金引換とさせて頂きます．配達員が商品をお届けした際に，現金またはクレジットカード・デビットカードにて代金を配達員にお支払い下さい(本の代金＋消費税＋送料)．(※年間定期購読と同時に5,000円をこえるご注文を頂いた場合は代金引換とはなりません．郵便振替用紙を同封して発送いたします．代金後払いという形になります．送料は定期購読を含むご注文の場合は頂きません)

◎年間定期購読のお申し込みについて
　年間定期購読は，1年分を前金で頂いておりますため，代金引換とはなりません．郵便振替用紙を本と同封または別送いたします．送料無料，また何月号からでもお申込み頂けます．
　毎年末，次年度定期購読のご案内をお送りいたしますので，定期購読更新のお手間が非常に少なく済みます．

◎住所変更届けについて
　年間購読をお申し込みされております方は，その期間中お届け先が変更します際，必ずご連絡下さいますようよろしくお願い致します．

◎取消，変更について
　取消，変更につきましては，お早めにFAX，お電話でお知らせ下さい．
　返品は，原則として受けつけておりませんが，返品の場合の郵送料はお客様負担とさせていただきます．その際は必ず小社へご連絡ください．

◎ご送本について
　ご送本につきましては，ご注文がありましてから約1週間前後とみていただきたいと思います．お急ぎの方は，ご注文の際にその旨をご記入ください．至急送らせていただきます．2～3日でお手元に届くように手配いたします．

◎個人情報の利用目的
　お客様から収集させていただいた個人情報，ご注文情報は本サービスを提供する目的(本の発送，ご注文内容の確認，問い合わせに対しての回答等)以外には利用することはございません．

　その他，ご不明な点は小社までご連絡ください．

株式会社 全日本病院出版会　〒113-0033 東京都文京区本郷3-16-4-7F
電話03(5689)5989　FAX03(5689)8030　郵便振替口座00160-9-58753

FAX 専用注文書

形成・皮膚1809　　　年　月　日

○印	PEPARS	定価(税込)	冊数
	2018年1月～12月定期購読(No.133～144；年間12冊)(送料弊社負担)	41,256円	
	PEPARS No.135 ベーシック&アドバンス 皮弁テクニック 増大号	5,616円	
	PEPARS No.123 実践！よくわかる縫合の基本講座 増大号	5,616円	
	バックナンバー(号数と冊数をご記入ください) No.		

○印	Monthly Book Derma.	定価(税込)	冊数
	2018年1月～12月定期購読(No.265～277；年間13冊)(送料弊社負担)	40,932円	
	MB Derma. No.268 これが皮膚科診療スペシャリストの目線！診断・検査マニュアル 増刊号	6,048円	
	MB Derma. No.262 再考！美容皮膚診療 増大号	5,184円	
	バックナンバー(号数と冊数をご記入ください) No.		

○印	瘢痕・ケロイド治療ジャーナル		
	バックナンバー(号数と冊数をご記入ください) No.		

○印	書籍	定価(税込)	冊数
	ケロイド・肥厚性瘢痕 診断・治療指針 2018 新刊	4,104円	
	甲状腺専門・伊藤病院がおくる ヨウ素制限食レシピ 新刊	1,728円	
	イラストからすぐに選ぶ 漢方エキス製剤処方ガイド	5,940円	
	実践アトラス 美容外科注入治療 改訂第2版	9,720円	
	伊藤病院ではこう診る！甲状腺疾患超音波アトラス	5,184円	
	化粧医学―リハビリメイクの心理と実践―	4,860円	
	ここからスタート！眼形成手術の基本手技	8,100円	
	Non-Surgical 美容医療超実践講座	15,120円	
	ここからスタート！睡眠医療を知る―睡眠認定医の考え方―	4,860円	
	カラーアトラス 爪の診療実践ガイド	7,776円	
	そこが知りたい 達人が伝授する日常皮膚診療の極意と裏ワザ	12,960円	
	創傷治癒コンセンサスドキュメント―手術手技から周術期管理まで―	4,320円	

○	書名	定価	冊数	○	書名	定価	冊数
	複合性局所疼痛症候群(CRPS)をもっと知ろう	4,860円			カラーアトラス 乳房外Paget病―その素顔―	9,720円	
	スキルアップ！ニキビ治療実践マニュアル	5,616円			超アトラス眼瞼手術	10,584円	
	見落とさない！見間違えない！この皮膚病変	6,480円			イチからはじめる 美容医療機器の理論と実践	6,480円	
	図説 実践手の外科治療	8,640円			アトラスきずのきれいな治し方 改訂第二版	5,400円	
	使える皮弁術 上巻	12,960円			使える皮弁術 下巻	12,960円	
	匠に学ぶ皮膚科外用療法	7,020円			腋臭症・多汗症治療実践マニュアル	5,832円	
	多血小板血漿(PRP)療法入門	4,860円			目で見る口唇裂手術	4,860円	

お名前　フリガナ　　　　　　　　印　　診療科

ご送付先　〒　－

□自宅　□お勤め先

電話番号　　　　　　　　　　　　□自宅　□お勤め先

バックナンバー・書籍合計 5,000円以上のご注文は代金引換発送になります

―お問い合わせ先―
㈱全日本病院出版会営業部
電話 03(5689)5989
FAX 03(5689)8030

FAX 03-5689-8030 全日本病院出版会行

年　月　日

住所変更届け

お名前	フリガナ
お客様番号	（8桁）　毎回お送りしています封筒のお名前の右上に印字されております8ケタの番号をご記入下さい。
新お届け先	〒　　　都道府県
新電話番号	（　　　）
変更日付	年　月　日より　　　月号より
旧お届け先	〒

※ 年間購読を注文されております雑誌・書籍名に✓を付けて下さい。
- ☐ Monthly Book Orthopaedics（月刊誌）
- ☐ Monthly Book Derma.（月刊誌）
- ☐ 整形外科最小侵襲手術ジャーナル（季刊誌）
- ☐ Monthly Book Medical Rehabilitation（月刊誌）
- ☐ Monthly Book ENTONI（月刊誌）
- ☐ PEPARS（月刊誌）
- ☐ Monthly Book OCULISTA（月刊誌）

FAX 03-5689-8030
全日本病院出版会行

PEPARS バックナンバー一覧

2015 年
- No. 98 臨床に役立つ 毛髪治療 update
  編集／武田 啓
- No. 99 美容外科・抗加齢医療
  ―基本から最先端まで― **増大号**
  編集／百束比古
- No. 100 皮膚外科のための皮膚軟部腫瘍診断の基礎 **臨時増大号**
  編集／林 礼人
- No. 101 大腿部から採取できる皮弁による再建
  編集／大西 清
- No. 103 手足の先天異常はこう治療する
  編集／福本恵三
- No. 104 これを読めばすべてがわかる！骨移植
  編集／上田晃一
- No. 105 鼻の美容外科
  編集／菅原康志
- No. 106 thin flap による整容的再建
  編集／村上隆一
- No. 107 切断指再接着術マニュアル
  編集／長谷川健二郎
- No. 108 外科系における PC 活用術
  編集／秋元正宇

2016 年
- No. 109 他科に学ぶ形成外科に必要な知識
  ―頭部・顔面編―
  編集／吉本信也
- No. 110 シミ・肝斑治療マニュアル
  編集／山下理絵
- No. 111 形成外科領域におけるレーザー・光・高周波治療 **増大**
  編集／河野太郎
- No. 112 顔面骨骨折の治療戦略
  編集／久徳茂雄
- No. 113 イチから学ぶ！頭頸部再建の基本
  編集／橋川和信
- No. 114 手・上肢の組織損傷・欠損 治療マニュアル
  編集／松村 一
- No. 115 ティッシュ・エキスパンダー法 私の工夫
  編集／梶川明義
- No. 116 ボツリヌストキシンによる美容治療 実践講座
  編集／新橋 武
- No. 117 ケロイド・肥厚性瘢痕の治療
  ―我が施設(私)のこだわり―
  編集／林 利彦
- No. 118 再建外科で初心者がマスターすべき 10 皮弁
  編集／関堂 充
- No. 119 慢性皮膚潰瘍の治療
  編集／館 正弘
- No. 120 イチから見直す植皮術
  編集／安田 浩

2017 年
- No. 121 他科に学ぶ形成外科に必要な知識
  ―四肢・軟部組織編―
  編集／佐野和史
- No. 122 診断に差がつく皮膚腫瘍アトラス
  編集／清澤智晴
- No. 123 実践！よくわかる縫合の基本講座 **増大号**
  編集／菅又 章
- No. 124 フェイスリフト 手術手技アトラス
  編集／倉片 優
- No. 125 ブレスト・サージャリー 実践マニュアル
  編集／岩平佳子
- No. 126 Advanced Wound Care の最前線
  編集／市岡 滋
- No. 127 How to 局所麻酔＆伝達麻酔
  編集／岡崎 睦
- No. 128 Step up!マイクロサージャリー
  ―血管・リンパ管吻合，神経縫合応用編―
  編集／稲川喜一
- No. 129 感染症をもっと知ろう！
  ―外科系医師のために―
  編集／小川 令
- No. 130 実践リンパ浮腫の治療戦略
  編集／古川洋志
- No. 131 成長に寄り添う私の唇裂手術
  編集／大久保文雄
- No. 132 形成外科医のための皮膚病理講座にようこそ
  編集／深水秀一

2018 年
- No. 133 頭蓋顎顔面外科の感染症対策
  編集／宮脇剛司
- No. 134 四肢外傷対応マニュアル
  編集／竹内正樹
- No. 135 ベーシック＆アドバンス皮弁テクニック **増大号**
  編集／田中克己
- No. 136 機能に配慮した頭頸部再建
  編集／櫻庭 実
- No. 137 外陰部の形成外科
  編集／橋本一郎
- No. 138 "安心・安全"な脂肪吸引・注入マニュアル
  編集／吉村浩太郎
- No. 139 義眼床再建マニュアル
  編集／元村尚嗣
- No. 140 下肢潰瘍・下肢静脈瘤へのアプローチ
  編集／大浦紀彦

各号定価 3,240 円．但し，No. 99, 100, 111 は増大号のため，定価 5,000 円＋税，No. 123, 135 は 5,200 円＋税．
在庫僅少品もございます．品切の場合はご容赦ください．
(2018 年 9 月現在)
本頁に掲載されていないバックナンバーにつきましては，弊社ホームページ(http://www.zenniti.com)をご覧下さい．

2019 年 年間購読 受付中！
年間購読料 41,256 円 (消費税 8％込) (送料弊社負担)
(通常号 11 冊＋増大号 1 冊：合計 12 冊)

全日本病院出版会　　検索　click

次号予告

STEP UP! Local flap

No. 142（2018年10月号）

編集／愛媛大学医学部附属病院准教授　中岡啓喜

局所皮弁の概念	黒川　正人
Rotation flap, transposition flap の理論と臨床応用	森　秀樹ほか
Z・W-plasty の理論と臨床応用	木村　中
有茎穿通枝皮弁—その理論と応用—	青　雅一
眼周囲で有用な局所皮弁 —皮下茎皮弁による再建方法—	野村　正ほか
口唇の局所皮弁—赤唇 Dry lip を含む欠損をどう再建するか—	四ッ柳高敏ほか
外鼻・耳介周囲で有用な局所皮弁	漆舘　聡志ほか
体幹部で有用な局所皮弁	永松　将吾ほか
整容面に配慮した上肢・下肢で有用な local flap	髙木　信介
外陰部・殿部で有用な局所皮弁	安倍　吉郎ほか

編集顧問：栗原邦弘　中島龍夫 　　　　　百束比古　光嶋　勲 編集主幹：上田晃一　大阪医科大学教授 　　　　　大慈弥裕之　福岡大学教授	No. 141　編集企画： 上田和毅　寿泉堂綜合病院主任部長

PEPARS No. 141

2018 年 9 月 10 日発行（毎月 1 回 10 日発行）
定価は表紙に表示してあります．
Printed in Japan

発行者　末　定　広　光
発行所　株式会社　全日本病院出版会
〒113-0033　東京都文京区本郷 3 丁目 16 番 4 号
電話 (03) 5689-5989　Fax (03) 5689-8030
郵便振替口座 00160-9-58753

© ZEN・NIHONBYOIN・SHUPPANKAI, 2018

印刷・製本　三報社印刷株式会社　電話 (03) 3637-0005
広告取扱店　㈱日本医学広告社　電話 (03) 5226-2791

- 本誌に掲載する著作物の複製権・翻訳権・上映権・譲渡権・公衆送信権（送信可能化権を含む）は株式会社全日本病院出版会が保有します．
- [JCOPY]＜(社)出版者著作権管理機構　委託出版物＞
本誌の無断複写は著作権法上での例外を除き禁じられています．複写される場合は，そのつど事前に，(社)出版者著作権管理機構（電話 03-3513-6969，FAX 03-3513-6979，e-mail: info@jcopy.or.jp）の許諾を得てください．
- 本誌をスキャン，デジタルデータ化することは複製に当たり，著作権法上の例外を除き違法です．代行業者等の第三者に依頼して同行為をすることも認められておりません．